UNIVERSITÉ DE BORDEAUX

FACULTÉ DE MÉDECINE ET DE PHARMACIE

ANNÉE 1915-1916

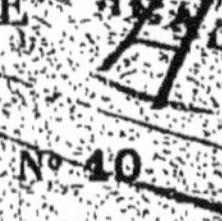

N° 40

HOPITAL AUXILIAIRE N° 20

DE NOTRE-DAME DE LORETTE

DE LA SOCIÉTÉ DE SECOURS AUX BLESSÉS

32, RUE DE SAINTONGE — BORDEAUX

THÈSE POUR LE DOCTORAT EN MÉDECINE

présentée et soutenue publiquement le 9 Février 1916

PAR

Jean-Michel-Marie-Roger DUFOURG

Né à Gujan-Mestras (Gironde), le 10 septembre 1890

Examinateurs de la Thèse :
- MM. CASSAET, professeur. *Président.*
- VILLAR, professeur.
- GUYOT, agrégé. *Juges.*
- G. DUBREUIL, agrégé.

BORDEAUX

IMPRIMERIE DE L'ACADÉMIE ET DES FACULTÉS

Y. CADORET

17, RUE POQUELIN-MOLIÈRE, 17

1916

UNIVERSITÉ DE BORDEAUX

FACULTÉ DE MÉDECINE ET DE PHARMACIE

ANNÉE 1915-1916   N° 10

HOPITAL AUXILIAIRE N° 20

DE NOTRE-DAME DE LORETTE

DE LA SOCIÉTÉ DE SECOURS AUX BLESSÉS

32, RUE DE SAINTONGE — BORDEAUX

THÈSE POUR LE DOCTORAT EN MÉDECINE

présentée et soutenue publiquement le 9 Février 1916

PAR

Jean-Michel-Marie-Roger DUFOURG

Né à Gujan-Mestras (Gironde), le 10 septembre 1890.

Examinateurs de la Thèse
MM. CASSAËT,	professeur.	Président.	
VILLAR,	professeur.		Juges.
GUYOT,	agrégé......		
G. DUBREUIL,	agrégé......		

BORDEAUX

IMPRIMERIE DE L'ACADÉMIE ET DES FACULTÉS

Y. CADORET

17, RUE POQUELIN-MOLIÈRE, 17

1916

FACULTÉ DE MÉDECINE ET DE PHARMACIE DE BORDEAUX

M. SIGALAS.................. Doyen.

MM. DUPUY, PICOT, LANELONGUE, LAYET, BADAL, JOLYET, DEMONS.
Professeurs honoraires.

PROFESSEURS

MM.

Clinique interne	ARNOZAN.
	PITRES.
Clinique externe.......	CHAVANNAZ.
	VILLAR.
Pathologie et thérapeutique générales	CASSAËT.
Clinique d'accouchem^ts.	LEFOUR.
Anatomie pathologique.	SABRAZÈS.
Anatomie	GENTES.
Anatomie générale et histologie	VIAULT.
Physiologie	PACHON.
Hygiène	AUCHÉ.
Médecine légale	VERGER.
Physique biologique et clinique d'électricité médicale	BERGONIÉ.
Chimie.............	BLAREZ.
Histoire naturelle	GUILLAUD.

MM.

Pharmacie............	DUPOUY.
Matière médicale	BEILLE.
Médecine expérimentale ...	FERRÉ.
Clinique ophtalmologique..	LAGRANGE.
Clinique chirurgicale infantile et orthopédie.......	DENUCÉ.
Clinique gynécologique....	BÉGOUIN.
Clinique médicale des maladies des enfants	MOUSSOUS.
Chimie biologique........	DENIGÈS.
Physique pharmaceutique..	SIGALAS.
Pathologie exotique.......	LE DANTEC.
Clinique des maladies cutanées et syphilitiques.....	W. DUBREUILH
Clinique des maladies des voies urinaires..........	POUSSON.
Maladies mentales........	RÉGIS.
Oto-rhino-laryngologie	MOURE.

PROFESSEUR ADJOINT :

Toxicologie... M. BARTHE.

AGRÉGÉS EN EXERCICE :

MM.

Anatomie............	PRINCETEAU.
Anatomie et embryologie	PICQUE.
	LACOSTE (chargé).
Histologie	G. DUBREUIL.
Physiologie...........	DELAUNAY.
Parasitologie et sciences naturelles..........	MANDOUL.
	N...
Physique biologique et médicale...........	RÉCHOU.
Chimie biologique et médicale..	CHELLE.
Médecine générale. ...	CRUCHET.
	PETGES.
	J. CARLES.

MM.

Médecine générale.....	MAURIAC.
	MICHELEAU.
	LEURET.
	DUPÉRIÉ.
Maladies mentales	ABADIE.
Chirurgie générale.....	GUYOT.
	ROCHER.
	DUVERGEY.
Obstétrique	PERY.
	FAUGÈRE.
Ophtalmologie........	TEULIÈRES.
Pharmacie	BARTHE.
	LABAT.

CHARGÉS DE COURS :

Cours de Clinique dentaire.............................. MM.	CAVALIÉ.
Cours complémentaire de Thérapeutique et Pharmacologie.......	MONGOUR.
Cours complémentaire de Médecine opératoire..................	VENOT.
Cours complémentaire d'Accouchements	PERY.
Cours complémentaire d'Ophtalmologie	CABANNES.
Cours complémentaire de Climatologie et Hydrologie médicale ...	SELLIER.
Cours complémentaire de Toxicologie et Hygiène appliquée	BARTHE.
Cours complément^re d'Analyse chimique qualitative et quantitative.	CHELLE.
Cours complément^re de démonstrations et préparations pharmaceut.	LABAT.
Cours complémentaire de Microbiologie......................	N...

A MES PARENTS

> Faible témoignage de mon affection et de
> ma reconnaissance.

A MA BONNE GRAND'MÈRE

MEIS ET AMICIS

A MES MAITRES :

MESSIEURS LES PROFESSEURS

ARNOZAN, PITRES, VILLAR, BÉGOUIN, CASSAËT,
DUBREUILH, LEFOUR, LAGRANGE, CHAVANNAZ, GENTES,
MOUSSOUS, SIGALAS, POUSSON, RÉGIS

MESSIEURS LES PROFESSEURS AGRÉGÉS

GUYOT, ROCHER, PRINCETEAU, TEULIÈRES

MESSIEURS LES DOCTEURS

COURTIN, DUMUR, ARDENNES, COIQAUD,
BALARD, HERVÉ

MADEMOISELLE DUPUCH

A mon Président de Thèse,

Monsieur le Docteur CASSAËT .

Professeur de Pathologie et Thérapeutique générales à la Faculté de Médecine de Bordeaux.
Officier de l'Instruction publique.

AVANT-PROPOS

A l'heure où d'aucuns pensent peut-être avec de justes raisons qu'il serait plus profitable, plus juste, sinon moins cher, de supprimer les petits hôpitaux auxiliaires pour créer de vastes cités hospitalières où les lits se compteraient par centaines, il nous a paru intéressent de rappeler le rôle qu'ont joué, que jouent encore les formations auxiliaires de la Croix-Rouge.

Nous avons voulu redire que, sous une direction énergique doublée d'une patience assidue, avec le concours de chirurgiens et de médecins expérimentés non mobilisés, nos chers blessés sont l'objet de soins éclairés, et que leurs vies, si précieuses à la Patrie en danger, sont aussi bien conservées que dans les hôpitaux directement militaires.

Nous n'insisterons nullement sur le bien-être que peuvent procurer à des soldats fatigués par une rude campagne ou par de longues souffrances la douceur et la bonté qui semblent nées dans l'âme des Françaises. Mais nous nous plaisons seulement à en remercier ces dernières, et nous sommes sûr d'être en cela l'interprète de la grande et glorieuse armée à laquelle nous sommes fier d'appartenir.

Nous adressons l'hommage bien sincère de notre gratitude et de notre admiration à M. le professeur agrégé Guyot dont nous garderons l'ineffaçable souvenir, et à M. le Dr Hervé, son dévoué collaborateur.

Nous sommes particulièrement heureux de dire et de redire que la tâche entreprise depuis le début de la guerre par nos médecins civils est uniquement une œuvre de grande et sublime charité, puisque leur dévouement et leur compétence voient se doubler leur valeur, du fait qu'ils sont le fruit d'un désintéressement absolu.

Nous sommes certain que le même sentiment de reconnaissance demeure dans le cœur de ceux qui, rattachés à la vie dans des circonstances souvent désespérées, retournent à leurs foyers illuminés de joie, ou rejoignent les dépôts, où leurs compagnons d'armes ne songeaient peut-être plus à les revoir jamais!...

HÔPITAL AUXILIAIRE N° 20

DE NOTRE-DAME DE LORETTE

DE LA SOCIÉTÉ DE SECOURS AUX BLESSÉS

32, RUE DE SAINTONGE — BORDEAUX

CHAPITRE PREMIER

Coup d'œil descriptif de l'Hôpital auxiliaire n° 20.

L'Hôpital auxiliaire n° 20, également appelé Hôpital Notre-Dame de Lorette, a été organisé par la Société de Secours aux blessés militaires dans les locaux offerts, à cet effet, par l'Association des Pères de famille du Pensionnat de Lorette.

Il est situé à Bordeaux dans l'antique rue de Saintonge.

L'Association des Pères de famille de Lorette, sous la présidence de M. Cathala, a abandonné à la Croix-Rouge tout un corps de logis. Celui-ci se compose d'un premier bâtiment en façade sur la rue de Saintonge et, perpendiculairement à ce bâtiment, d'une aile importante où se trouvent les principales salles de blessés.

Aux extrémités du bâtiment, en façade sur la rue, se trouvent deux escaliers conduisant aux deux étages de l'hôpital.

Rez-de-chaussée. — L'entrée réservée aux allées et venues du personnel et des visiteurs est une entrée de service choisie à dessein. Aussi, en y pénétrant, peut-on jeter immédiatement un regard sur la *cuisine* et les services qui s'y rattachent, non sans être forcé d'en admirer la minutieuse propreté. Tout près de la cuisine, *l'office;* puis le vaste *réfectoire* où les soldats valides prennent leurs repas, à 11 heures et à 18 heures.

En face du réfectoire, une grande salle, dite de *Réception* ou des Entrées, spécialement organisée pour accueillir les blessés à leur arrivée. Un angle de cette salle est occupé par une salle de bain rapidement desservie grâce à un chauffage à gaz opportun et qui permet de procéder au nettoyage immédiat des blessés, dont l'état de malpropreté est trop souvent évident. Au fond, une large porte fait communiquer cette salle avec une seconde plus grande et contenant 18 lits. Celle-ci, dite *salle A,* aérée par ses deux faces latérales percées chacune de quatre fenêtres, méticuleusement entretenue, est réservée aux grands blessés des membres inférieurs ou de l'abdomen. Elle donne sur le jardin par une porte à deux battants qui permet, les jours de beau temps, de transporter au dehors les soldats immobilisés dans leurs lits pour leur faire prendre de véritables bains d'air et de soleil.

En pénétrant plus avant par le couloir d'entrée, on rencontre les *Bureaux de l'administration,* précédés eux-mêmes d'une salle de *correspondance pour les officiers.*

Une cour termine, à cet endroit, le domaine dévolu à l'Hôpital auxiliaire n° 20, dont les locaux sont séparés du Pensionnat par une jolie chapelle de style roman.

Au delà de cette cour, est un superbe quinconce d'arbres dont l'ombre tranquille et reposante est réservée aux seuls blessés. Tout auprès est une sorte de *four crématoire* où sont chaque jour consumés les déchets de pansements.

A peu de distance du four crématoire se trouve une petite construction en bois, réservée au linge sale, dite *salle T.* Une dame infirmière, Mme G..., admirable dans ses fonctions si modestes et si pénibles, assure chaque jour le service de désinfection et de triage du linge.

Dans un coin plus ignoré encore se dresse une petite *chapelle mortuaire*, toute tendue de blanc, et toujours prête à recevoir — avant qu'ils soient portés à leur demeure dernière — les malheureux que le dévouement et la science n'ont pu rattacher à la vie.

1ᵉʳ étage. — Si, maintenant, par l'escalier de pierre, depuis le fond de la cour, nous gagnons le 1ᵉʳ étage, un palier s'offre tout d'abord à nos yeux. Au bout, vient s'ouvrir un couloir sur lequel trouvent issue une série de pièces que l'administration prévoyante a consacrées aux services auxiliaires de l'établissement : *vestiaire des Dames infirmières, chambres de l'Interne et de l'Infirmière de garde, bureau et chambre de l'Infirmière principale de l'hôpital,* etc. Ces divers locaux sont situés dans l'aile du bâtiment en façade de la rue de Saintonge et justement au-dessus de l'administration, de sorte que, chose très importante au point de vue de l'hygiène et des contagions toujours possibles par les vêtements de ville, ils sont parfaitement isolés des salles de malades.

Sur ce 1ᵉʳ étage, un couloir parallèle à la rue de Saintonge permet l'accès de deux petites *salles E* et *F* de 8 lits chacune. Cette dernière est réservée aux sous-officiers blessés.

En façade sur la rue est une petite pièce rectangulaire fort bien tenue, la *pharmacie*. A gauche, contre le mur, des placards avec, à l'intérieur des portes, les listes des médicaments renfermés, puis des étagères où s'alignent des bouteilles d'eau bouillie ; un bureau, une table à préparations ; une armoire à poisons ; enfin une petite table avec le matériel nécessaire aux analyses d'urines.

Nous trouvons ensuite l'indispensable *salle d'opérations,* admirablement organisée et propre à la plus minutieuse asepsie, grâce aux prêts généreux de M. le professeur agrégé Guyot, chirurgien-chef de l'hôpital, et de la Société de la Croix-Rouge, 1 vitrine à instruments, 4 tables avec dessus de marbre, 2 tables d'opération, 2 lavabos chirurgicaux, etc.

Tout à côté, la *salle de stérilisation* avec son autoclave, ses étuves, ses étagères portant une grande quantité de boîtes de métal contenant ouate, tampons, gaze, coton, serviettes, com-

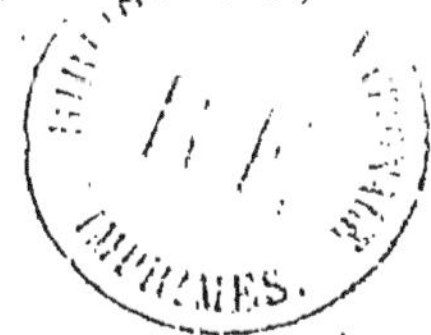

Cabinet
Salle des
Infirmières

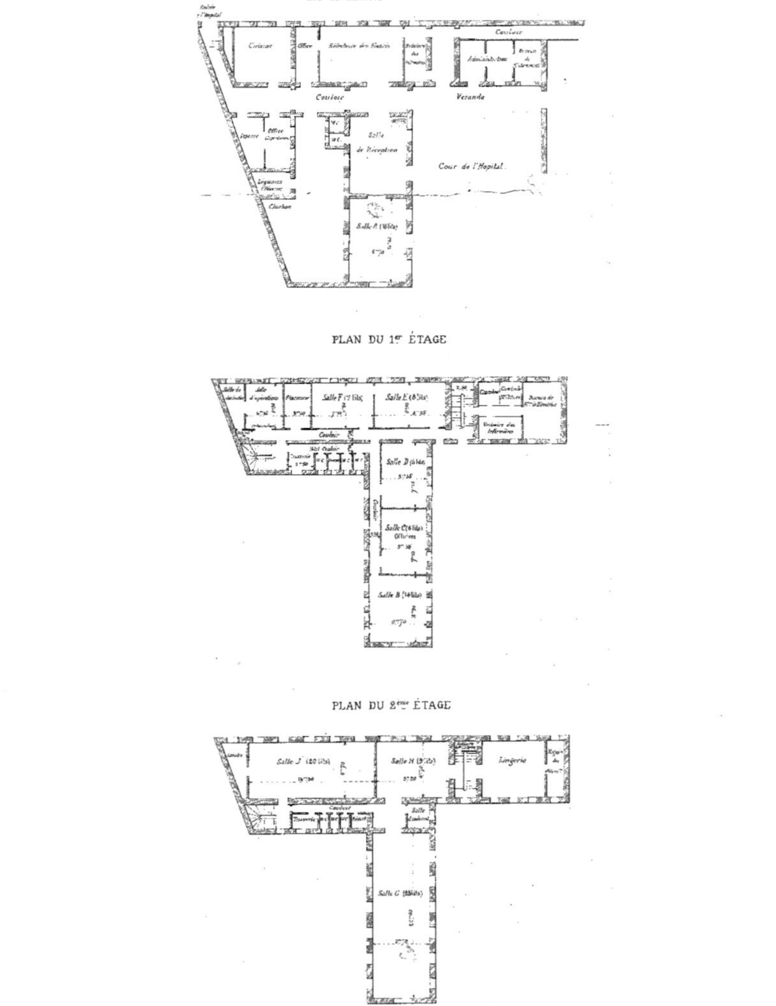

PLAN DU REZ-DE-CHAUSSÉE
RUE DE SAINTONGE
PLAN DU 1er ÉTAGE
PLAN DU 2ème ÉTAGE

CHAPITRE II

Après avoir consacré la première partie de notre travail à la description du cadre, nous allons, dans un second chapitre, exposer l'organisation et le fonctionnement de cette ruche silencieuse et active qu'est un hôpital de 118 lits.

Le fonctionnement de l'Hôpital de Lorette, comme celui de tous les hôpitaux de la Croix-Rouge, est assuré uniquement par le dévouement d'un personnel civil.

Au point de vue administratif, la direction de l'hôpital est confiée à deux co-administrateurs, MM. Cathala et Morice, assistés de deux secrétaires, MM. Caumeau et le baron de la Sudrie; un comptable, M. Breïl et deux vaguemestres, MM. Arïès et Galène. Admirables par leur exactitude et leur dévouement, ces Messieurs méritent les plus vifs éloges.

Nous n'entrerons pas dans le détail de cette administration, notre étude étant exclusivement réservée à l'organisation des soins chirurgicaux et médicaux, et aux résultats obtenus pendant les quinze mois de fonctionnement de la formation.

A la tête de l'Hôpital de Lorette, la Société de Secours aux blessés a placé M. le professeur agrégé Guyot qui en est le chirurgien en même temps que le médecin chef.

En collaboration avec lui, collaboration presque fraternelle, M. le Dr Hervé est l'assistant de M. Guyot à toutes ses opérations. Avec un dévouement quotidien qui n'a pas connu un jour de défaillance, M. le Dr Hervé est toujours prêt à accourir au moindre appel des infirmières inquiètes de leurs malades, et à apporter le secours de sa science aux malheureux.

Un interne est attaché à l'hôpital pour y assurer la garde de nuit, lorsque l'infirmière principale abandonne son poste pour des raisons de maladie ou pour aller goûter les joies de la famille et assure également le service des anesthésies les jours d'opérations. Pendant dix mois ce poste de confiance a été occupé par M. le Dr Belenki qui a laissé les plus vifs regrets à la Formation lorsque, courageusement, il s'est mis au service de la France et a dû gagner le front. Tout le service des salles, tant pour les soins à donner aux blessés que pour les soins du ménage, est assuré par des dames. Il en est de même des services de stérilisation, pharmacie, tisanerie, lingerie, vestiaire des blessés, observations du service de médecine et de chirurgie.

A la tête de chaque salle est une infirmière major diplômée de la Croix-Rouge avant la guerre. Elle a l'initiative et la responsabilité de son service sous la direction des médecins et de l'infirmière principale.

Les dames majors de l'Hôpital de Lorette méritent la jolie épithète qui leur a été donnée de « Religieuses de la Patrie ». Arrivées les premières le matin, parties les dernières le soir, sans découragement, avec la plus grande simplicité, elles se dévouent, ne reculant devant aucun sacrifice, devant aucune besogne, même répugnante, devant aucun danger. Elles sont la vivante image du devoir et du renoncement à toutes les satisfactions égoïstes de la vie. Sous leur sage et distinguée direction travaillent les dames auxiliaires qui viennent tous les deux jours. La plupart d'entre elles ont acquis, pendant leur séjour à Lorette, leur diplôme d'auxiliaire de guerre ou d'infirmière. On ne peut leur adresser de plus bel éloge qu'en leur disant qu'elles sont dignes de leurs infirmières majors, à l'exemple desquelles elles ont accepté la discipline et le secret professionnel.

Le service de stérilisation est remarquablement assuré par une infirmière major qui a sous ses ordres deux infirmières et une auxiliaire.

Le succès des opérations, la complète élasticité du service toujours prêt à fonctionner pour les opérations d'urgence, le jour et la nuit, ainsi que pour la distribution journalière dans la salle des objets de pansements selon des besoins forcément très variables, tout cela fait le plus grand honneur à la major et à son personnel.

A côté de ces services du jour, nous devons parler du service de nuit, en rendant un hommage d'admiration aux femmes modestes qui, depuis quinze mois, se résignent à vivre chaque semaine une ou plusieurs nuits de fatigue et souvent d'angoisse. Chaque nuit, une dame veille à la salle du rez-de-chaussée, deux dames pour les cinq salles du 1er étage et deux dames pour le 2e étage, ce qui fait un total de trente-cinq dames pour ce seul service. Si un blessé ou un opéré éprouve le moindre malaise, ces dames viennent réveiller l'infirmière principale ou l'interne qui la remplace. Enfin un monsieur, veilleur de nuit, vient compléter la garde nocturne de l'hôpital et apporter son aide dans les moments difficiles — les arrivées de blessés, par exemple.

La pharmacie est dirigée par un pharmacien qui a sous ses ordres des jeunes filles auxiliaires. Tout le service de laboratoire, eau bouillie, solutions antiseptiques, est assuré par ces infirmières, tandis que les préparations pharmaceutiques sont réservées à M. Lassague, pharmacien aussi consciencieux que dévoué et compétent.

Les tisaneries sont également le domaine de jeunes filles exactes et dévouées.

Les observations sur les blessures et sur les opérations ou les maladies survenues chez les blessés en cours de traitement sont tenues alternativement dans le bureau de l'infirmière principale par plusieurs dames. La tenue des livres d'observations fait le plus grand honneur au travail soigné, assidu et minutieux de ces dames qui acceptent la responsabilité de cette tâche ingrate et ignorée.

Un service spécial est chargé des articles de droguerie, de la réception des achats, des dons, ainsi que de la liste des repas par salle qui est ainsi transmise à la cuisine matin et soir.

La cuisine, admirablement conduite, est celle du Pensionnat de Lorette. Avec des denrées de premier choix parfaitement préparées, elle assure un ordinaire abondant aux blessés qui en parlent longtemps après leur évacuation. Le menu se compose, à chaque repas : de la soupe, de 150 à 200 grammes d'excellente viande de première qualité et d'un plat de légumes. Deux ou trois fois par semaine, un dessert; enfin, le jeudi et le dimanche, le café. Il nous faut parler aussi du service des repas assuré par des jeunes filles ou des jeunes femmes qui, par tous les temps, viennent deux fois par jour monter aux alités le matériel et le menu de leurs repas en même temps qu'aider les plus infirmes, surtout les blessés des membres supérieurs, à prendre leur nourriture. Un service un peu indépendant quoique des plus utiles est celui du vestiaire militaire. Cet ouvroir a vu sans défaillances, depuis les premières arrivées de blessés, un petit groupe de dames dévouées assurer la mise en état de ces costumes de soldats si misérables à l'arrivée du front.

Nous avons exposé les différents services; il nous reste à parler de l'emploi du temps. Les infirmières arrivent à l'hôpital à 7 h. 1/2 du matin dans les salles et à 8 heures dans les services annexes. Dès leur arrivée, elles prennent les températures, servent le petit déjeûner, procèdent à la toilette très soignée de leurs blessés, puis laissent l'infirmier nettoyer le parquet. La plupart des salles sont cirées. Les dames infirmières terminent soigneusement le ménage en essuyant la poussière, en lavant les beaux marbres blancs de leurs tables, en désinfectant les bassins ou urinaux, et, vers 9 heures, préparent les tables à pansements, puis elles procèdent à ces derniers.

A 10 h. 1/2, on sert les repas et à midi les infirmières quittent l'hôpital. De midi 1/2 à 3 heures, des dames de garde, dont la plupart sont des dames veilleuses, viennent surveiller les salles. Les infirmières reprennent leur service à 3 heures en continuant les pansements et, vers 5 heures, les médecins, annoncés par le coup de cloche spécial du concierge, font leur visite suivis de l'infirmière principale et de la major de la salle.

Après la visite, le repas du soir, la mise en ordre de la salle; puis à 7 h. 1/2, souvent à 8 heures, les majors quittent l'hôpital après avoir donné les instructions aux dames veilleuses.

L'infirmière principale fait une visite dans toutes les salles pendant le cours de la soirée.

L'Hôpital auxiliaire n° 20 a été spécialisé pour la grande chirurgie. On y reçoit de très grands blessés et souvent des blessés d'autres hôpitaux envoyés à Lorette pour y subir de graves opérations.

Les soins à donner à ces grands blessés demandent des infirmières compétentes et consciencieuses; beaucoup de ces malheureux sont pendant de longues semaines, même des mois, immobilisés dans leur lit. Il nous faut dire un mot du courage héroïque, de l'imposante résignation de ces hommes dont beaucoup seront des infirmes et qui ignorent la révolte et l'orgueil. Pas de murmures, pas de gémissements : souffrir, attendre, le plus souvent le sourire aux lèvres et la reconnaissance dans le regard.

Nous devons dire la complète admiration de tout le personnel de l'hôpital pour ces grandes âmes françaises qui se montrent peut-être à l'arrière, dans cette détresse physique, plus nobles et plus stoïques encore que pendant leur séjour au front.

Il nous reste maintenant à donner la statistique complète du mouvement de l'Hôpital auxiliaire n° 20 pendant ces quinze mois de fonctionnement, mais nous espérons, même sans ce langage brutal des chiffres susceptibles d'être facilement contrôlés, avoir déjà suffisamment montré quelle part a pu prendre, dans l'œuvre grandiose de ce que nous pourrions appeler la charité militaire, un simple hôpital auxiliaire.

CHAPITRE III

Avant de donner la statistique des. opérations, nous tenons à parler d'une observation fort intéressante de M. le professeur agrégé Guyot sur les myosites avec rétraction tendineuse consécutive aux plaies musculaires en séton.

Dans le traitement des plaies de guerre, M. le Dr Guyot a remarqué la fréquence d'induration considérable s'accompagnant de troubles fonctionnels par rétraction, et le succès dans ces cas-là d'un traitement par les pansements humides, très chauds, souvent renouvelés, par l'air chaud, enfin par des massages.

Dans quelques cas, des interventions chirurgicales ont été faites : incision de part en part de la plaie avec excision dans toute son étendue du trajet suivi par le projectile. Cette excision a montré dans de nombreux cas l'existence dans les tissus, tout autour du trajet, de quantité de petits corps étrangers inclus dans ces derniers et expliquant les phénomènes prolongés de myosite observés chez d'autres malades. Les résultats de cette excision suivie de suture ont toujours paru supérieurs au curettage qui ne peut matériellement enlever tous les corps étrangers infiltrés dans les tissus, ainsi que le montre la manœuvre opératoire précédente. M. le Dr Guyot croit qu'il s'agit là d'une intervention logique à préconiser toutes les fois que l'incision réunissant les deux orifices du trajet fistuleux ne doit pas intéresser de filets nerveux ou de vaisseaux importants.

Total des opérations pratiquées à l'Hôpital auxiliaire n° 20 par M. le professeur agrégé Guyot, du 25 août 1914 au 1er décembre 1915 (282 opérations avec anesthésie générale).

I. Extractions d'esquilles. — Curettage. — Résections. — Débridements. — Contre-ouvertures.

M. (A.). Salle A. 123e d'infanterie.

Blessé, le 14 septembre 1914, aux environs de Châlons. Curettage de la cuisse droite au tiers inférieur au niveau de la plaie, sous chloroforme le 24 septembre. Extraction d'un séquestre important du fémur le 15 octobre et d'un corps étranger (Voir *Extractions de corps étrangers*).
Entré le 19 septembre 1914. Évacué le 18 mars 1915.

F. (J.). Salle C. 7e d'infanterie.

Blessé, le 1er septembre 1914, à Siuze. Curettage le 1er octobre. Extraction d'esquilles et de nombreuses fongosités.

L. (A.). Salle H. 84e d'infanterie.

Blessé, à Montmirail, le 2 septembre 1914. Curettage d'un profond trajet fistuleux de la région occipitale, sous chloroforme, le 14 septembre.

B. (C.). Salle A. 71e d'infanterie.

Blessé à Prosnes, près Reims, le 14 septembre 1914. Curettage de l'articulation de la hanche droite, le 19 novembre, sous chloroforme. Extraction d'un séquestre et de fongosités.

D. (A.). Salle A. 32e d'infanterie.

Blessé, à Fontenay, le 12 novembre 1914. Résection atypique de l'épaule, sous chloroforme, le 26 novembre 1914, avec extraction de balle.

L. (J.). Salle H. 138ᵉ d'infanterie.

Blessé, le 31 août 1914, près de Vouziers, au tiers moyen de l'avant-bras gauche avec fracture. Incision, sous éther, le 18 septembre. Curettage et extraction d'esquilles, sous chloroforme, le 26 novembre.

P. (A.). Salle J. 47ᵉ d'infanterie.

Blessé, le 19 octobre, près d'Arras, par shrapnell, au pied droit. Curettage. Extraction d'esquilles et trois incisions, le 26 novembre, avec rachianesthésie.

M. (M.). Salle A. 10ᵉ escadron du train.

Blessé, le 17 septembre 1914, près Suippes, par mitraille, paupière gauche, jambe droite et jambe gauche. Curettage d'un foyer d'ostéite et extraction d'esquille à droite, le 3 décembre, sous somnoforme et chloroforme.

V. (R.). Salle A. 66ᵉ d'infanterie.

Blessé, le 15 septembre 1914, à la face externe de la jambe gauche, par balle, près du camp de Châlons. Fracture. Curettage de la partie supérieure du péroné et extraction de débris de vêtements, le 3 décembre, sous somnoforme et chloroforme.

B. (M.). Salle H. 159ᵉ alpins.

Blessé, à Arras, le 22 octobre 1914, par éclat d'obus, partie inférieure externe de la cuisse gauche. Curettage. Cautérisation au chlorure de zinc après large incision, sous somnoforme et chloroforme, le 3 décembre 1914.

G. (P.), caporal. 118ᵉ d'infanterie.

Blessé, le 8 septembre 1914, combat de la Marne, par balle à la joue gauche avec fracture du maxillaire. Curettage. Cautérisation et drainage de la face externe de la joue, sous chloroforme, le 10 décembre (Voir *Appendicites*).

Entré le 7 décembre 1914. Évacué le 14 mai 1915.

F. (E.). Salle H. 116ᵉ d'infanterie.

Blessé, le 7 septembre 1914, au camp de Mailly, par éclat d'obus à la partie postérieure de l'épaule gauche. Curettage d'un foyer purulent à la partie postérieure de l'épaule gauche. Cautérisation au chlorure de zinc et drainage sous chloroforme le 10 décembre (Voir *Extraction de corps étrangers*).

Entré le 10 septembre 1919. Évacué le 22 février 1915.

S. (E.). Salle D. 295ᵉ d'infanterie.

Blessé, le 19 octobre 1914, à la Bassée, d'un éclat d'obus à la tête, d'un shrapnell à l'épaule gauche et d'une balle à la poitrine. Incision et curettage au niveau moyen de l'épaule gauche sous anesthésie, le 10 décembre (Voir *Extraction de corps étrangers*).

D. (R.). Salle A. 94ᵉ d'infanterie.

Blessé à Prosnes, près de Reims, le 19 septembre 1914, à la main gauche et au bras droit (fracture comminutive) avant-bras et fracture incomplète. Humérus au-dessus articulation coude. Curettage d'un trajet fistuleux de l'avant-bras droit. Incision et extraction d'esquilles, le 10 décembre 1914, après anesthésie au chloroforme. Incision sous anesthésie le 27 septembre.

D. (P.). Salle E. 77ᵉ d'infanterie.

Blessé, le 17 septembre 1914, à Prosnes, près Reims. Plaies par balle face externe partie supérieure de la jambe droite. Excision au bistouri de la plaie face externe du mollet droit avec suture, sans drainage. Le 10 décembre, anesthésie au chloroforme. Durée : 10 minutes.

C. (C.). Salle B. 159ᵒ d'infanterie.

Blessé, le 28 octobre, à Écurie, près Arras, par balles épaule gauche, omoplate gauche, main droite. Incision, le 10 décembre, au poignet droit dans la direction du nerf cubital. Curettage. Deuxième incision au niveau de l'éminence thénar (Voir *Extraction de corps étrangers*). Anesthésie chloroforme. Opération. Durée : 9 minutes.

P. (J.). Salle E. 48ᵒ d'infanterie.

Blessé, le 16 septembre 1914, à Prosnes, près Reims, au tiers supérieur de la cuisse droite face externe, par un éclat d'obus ressorti face interne. Premier curettage le 5 janvier. Extraction d'esquilles, drainage. Anesthésie d'abord coryloforme, ensuite chloroforme. Durée de l'opération : 11 minutes. Deuxième curettage, le 22 avril 1915, partie externe de la cuisse gauche. Incision. Extraction de plusieurs esquilles et d'un long séquestre. Curettage d'un trajet fistuleux et d'un foyer infecté rempli de fongosités. Drainage. Durée de l'opération : 20 minutes. Troisième curettage, le 18 septembre 1915. Extraction d'une esquille et de nombreuses fongosités. Anesthésie. Durée : 10 minutes. Quatrième curettage, le 26 novembre 1915, d'un trajet fistuleux. Extraction de nombreuses fongosités et de quelques esquilles. Même séance de curettage d'un deuxième et troisième trajet fistuleux. Ces trois foyers sont cautérisés au chlorure de zinc. Durée de l'opération : 10 minutes. Anesthésie chloroforme.

Actuellement est encore en traitement.

N.. (R.). Salle H. 14ᵉ d'infanterie.

Blessé, le 17 février 1915, à Perthes, par de nombreux éclats d'obus région abdominale gauche et fistule pyostercorale, lésion du gros intestin. Curettage le 10 avril, longue incision de la fesse presque au niveau de la fosse iliaque interne. Extraction de nombreuses esquilles, lavage à l'eau bouillante, cautérisation au chlorure de zinc. Drainage. Durée de l'opération : 3 minutes (Voir *Extraction de corps étrangers*).

Entré le 25 février 1915. Est encore actuellement en traitement.

B. (J.). Salle C. 51ᵉ bataillon chasseurs alpins.

Blessé, le 19 novembre, près d'Ypres, d'un éclat d'obus qui a déterminé une plaie en séton du thorax à droite avec perforation pulmonaire.

Deuxième plaie en séton de l'épaule gauche et du bras gauche au tiers supérieur avec fracture compliquée et comminutive de l'humérus. A subi la résection de la tête humérale, le 30 novembre, à l'hôpital d'Abbeville. Premier curettage le 10 avril : extraction de deux esquilles, cautérisation sous chloroforme. Drainage. Durée : 20 minutes. Deuxième curettage le 19 juin, cautérisation au chlorure de zinc, Drainage. Durée de l'opération : 8 minutes.

Entré le 20 janvier 1915. Évacué en bonne voie d'amélioration, le 23 septembre 1915, sur l'Hôpital n° 23, à Talence.

L. (A.). Salle E. 3e zouaves.

Blessé, le 30 janvier 1915, par balle à l'avant-bras droit, à Écurie, près Arras. Curettage, incisions, extraction d'esquilles et de fongosités. Drainage. Durée de l'opération : 15 minutes. Anesthésie au somnoforme et au chloroforme.

Entré le 3 février 1915. Évacué le 24 juin 1915.

P. (P.). Salle D. 141e d'infanterie.

Blessé, le 12 octobre 1914, à Craouille, par éclat d'obus à l'union du tiers moyen et du tiers inférieur côté interne du tibia droit. Opéré le 15 avril 1915. Curettage des parties molles jusqu'au périoste. Extraction d'esquilles. Cautérisation au chlorure de zinc. Durée de l'opération : 7 minutes. Anesthésie au somnoforme et au chloroforme (Voir *Extraction de corps étrangers*).

Entré le 27 mars 1915, arrivant de l'hôpital de Bayes. Évacué le 14 juin 1915.

R. (L.). Salle A. 138e d'infanterie.

Blessé, le 10 avril 1915, à Beauséjour, par éclat d'obus dans la région lombaire gauche avec lésion rénale et déchirure musculaire étendue. Curettage le 15 avril 1915, anesthésie somnoforme et chloroforme. Incision, extraction de débris de capote. Durée de l'opération : 10 minutes.

Entré le 14 avril 1915. Évacué le 29 juin 1915. Guéri.

G. (H.). Salle G. 29e d'artillerie.

Blessé, le 15 septembre 1914, à Vienne-le-Château, par éclat à l'union du tiers moyen et du tiers supérieur du bras gauche. Section d'une bride cicatricielle le 22 avril 1915. Drainage. Suture. Anesthésie au chloroforme. Durée de l'opération : 9 minutes.

Entré le 2 octobre 1914. Évacué le 3 juin 1915. La difficulté des mouvements d'extension nécessite l'évacuation de ce blessé sur le service de mécanothérapie Grand-Lebrun, Hôpital n° 4 (Voir *Extraction de corps étrangers*).

L. (L.). Salle A. 79ᵉ d'infanterie.

Blessé, le 15 août 1914, à Morhange, par éclat d'obus à la face dorsale du pied gauche. Curettage le 22 avril 1915. Anesthésie chloroforme. Extraction d'esquilles et de fongosités. Cautérisation au chlorure de zinc. Durée de l'opération : 15 minutes (Voir *Extraction de corps étrangers*).

Ce blessé avait déjà subi un curettage le 5 janvier 1915.

Entré le 6 novembre 1914. Évacué le 30 juillet 1915.

G. (A.). Salle B. 158ᵉ d'infanterie.

Blessé, le 4 mai 1915, à Notre-Dame-de-Lorette. Curettage de l'omoplate gauche le 5 juin et cautérisation au chlorure de zinc.

Entré le 16 mai 1915. Évacué le 29 juillet. Guéri.

T. (E.). Salle B. 329ᵉ d'infanterie.

Blessé, le 15 mai 1915, à Neuville-Saint-Vaast, par une grenade à la jambe droite avec fracture incomplète du tibia. Curettage le 22 mai 1915. Anesthésie au chloroforme. Suture.

Entré le 18 mai 1915. Évacué sur l'hôpital de Monségur le 2 juillet.

D. (E.). Salle E. 236ᵉ d'infanterie.

Blessé, le 31 mai 1915, à Neuville-Saint-Vaast, par une grenade à la cuisse gauche. 1ᵉʳ curettage le 11 juin 1915. Extraction de corps étrangers et d'esquilles. Suture. Anesthésie au chloroforme. Durée de l'opération : 26 minutes. 2ᵉ curettage 6 octobre 1915. Extraction esquilles du fémur, grande suture. Drainage. Anesthésie au chloroforme. Durée de l'opération : 20 minutes. Est actuellement encore en traitement.

P. (A.). Salle D. 97ᵉ d'infanterie alpine.

Blessé, le 13 mai 1915, à Notre-Dame-de-Lorette, par éclat d'obus région dorsale, à gauche de la colonne vertébrale. Curettage le 11 juin 1915 dans la région thoracique gauche. Anesthésie au chloroforme. Cautérisation au chlorure de zinc. Durée de l'opération : 12 minutes.

Entré le 17 mai 1915. Évacué le 22 septembre 1915. Guéri.

B. (P.). Salle A. 70ᵉ d'infanterie.

Blessé, le 9 mai 1915, à Roclincourt, par éclat d'obus, région de la hanche gauche. 1ᵉʳ curettage le 11 juin 1915. Anesthésie au chloroforme. Incision, curettage profond. Drainage. Suture. Durée de l'opération : 50 minutes. 2ᵉ curettage le 6 octobre 1915. Anesthésie au chloroforme. Extraction d'esquilles. Cautérisation au chlorure de zinc. Drainage. Suture. Durée de l'opération : 30 minutes (Voir *Extraction de corps étrangers*).

Entré le 16 mai 1915. Est encore en traitement à l'Hôpital de Lorette.

F. (E.). Salle G. 143ᵉ d'infanterie.

Blessé, le 10 mai 1914, à Perthes, par balle à l'épaule gauche avec fracture compliquée de la tête humérale. Résection atypique de l'épaule gauche le 30 mars 1915. Anesthésie au somnoforme et au chloroforme. Extraction d'esquilles et résection à la scie à chaud du fragment inférieur. Enlèvement de la partie détachée de la tête humérale. Cautérisation au chlorure de zinc. Durée de l'opération : 20 minutes. 2ᵉ curettage de l'épaule le 10 juin. Anesthésie au chloroforme. Incision, curettage profond. Drainage. Durée de l'opération : 10 minutes.

Entré le 12 mars 1915. Évacué, le 23 septembre 1915, sur l'Hôpital auxiliaire 23, à Talence.

V. (P.). Salle A. 4ᵉ zouaves.

Blessé, le 25 mai 1915, à Notre-Dame-de-Lorette, par un éclat d'obus : 1° plaie niveau du tiers supérieur du bras gauche ; 2° plaie contuse région antéro-thoracique gauche de la fourchette sternale niveau de la 1ʳᵉ côte. Incision sous chloroforme le 2 juin. Curettage région claviculaire gauche le 11 juin 1915. Incision de la région axillaire gauche. Drainage. Suture. Durée de l'opération : 15 minutes.

Entré le 28 mai 1915. Évacué, le 29 août 1915, sur l'Hôpital auxiliaire n° 23, à Talence.

G. (E.). Salle D. 4ᵉ zouaves.

Blessé, le 26 mai 1915, à Notre-Dame-de-Lorette, par un éclat d'obus dans la région fessière droite. Curettage le 11 juin 1915. Anesthésie au chloroforme. Curettage sans extraction de corps étranger. Drainage. Durée de l'opération : 10 minutes.

Entré le 28 mai 1915. Évacué, le 2 juillet 1915, sur Monségur.

B., lieutenant. Salle C. 5e d'artillerie.

Blessé, le 14 janvier 1915, à Crouy, par des éclats d'obus, des balles de shrapnells et des balles de fusil : 1° fracture compliquée et comminutive de l'humérus droit au tiers supérieur; 2° plaie contuse par balle au niveau articulation temporo-maxillaire droite (balle extraite); 3° plaie contuse en séton au niveau du mollet droit. Ce blessé a fait du tétanos très grave à l'hôpital Ritz, à Paris, où il est traité du 25 janvier au 25 avril 1915. Évacué à Bordeaux, le major de la Place l'envoie à l'Hôpital de Lorette le 29 avril 1915 : 1° curettage le 17 juin. Extraction d'esquilles. Anesthésie au chloroforme. Durée de l'opération : 20 minutes; 2° curettage le 6 octobre 1915. Extraction d'une esquille et de nombreuses fongosités. Pyodermite au niveau de la plaie chirurgicale au tiers supérieur bras droit. Suppuration très prolongée au niveau de cette dernière plaie. En voie de grande amélioration.

Entré le 29 avril 1915. Est encore en traitement à l'Hôpital de Lorette.

S. (G.). Salle J. 1er chasseurs à pied.

Blessé, le 25 mai 1915, à Calonne, par éclat d'obus au niveau de l'articulation sterno-claviculaire. Curettage le 19 juin 1915 de la région claviculaire gauche. Anesthésie au chloroforme. Incision sur la partie interne de la clavicule gauche. Curettage superficiel. Durée de l'opération : 3 minutes.

Entré le 28 mai 1915. Évacué le 22 juillet. Guéri.

N. (M.). Salle J. 153e d'infanterie.

Blessé, le 22 mai, à Neuville-Saint-Vaast, par des éclats d'obus à la main gauche et à la région frontale. Fracture de la phalangine du 5° doigt avec ostéite et suppuration. Curettage le 19 juin 1915 à

l'annulaire gauche. Extraction d'esquilles. Durée de l'opération :
3 minutes.

Entré le 26 mai 1915. Évacué le 5 août 1915. Guéri.

O. (G.). Salle E. 57ᵉ chasseurs à pied.

Blessé, le 21 octobre 1914, à Saint-Souvent-le-Blangy, par éclat
d'obus. Fracture de la jambe gauche, tibia ; de la jambe droite, fémur.
Plaie à l'épaule gauche. Curettage de la plaie de la jambe gauche le
19 juin 1915. Anesthésie au chloroforme. Durée de l'opération :
5 minutes.

Entré le 26 octobre 1914. Évacué, le 24 septembre 1915, sur l'Hôpital
auxiliaire nᵒ 23, à Talence.

B. (R.). Salle J. 22ᵉ d'artillerie coloniale.

Blessé, le 27 février 1915, à Beauséjour, par éclat d'obus au-dessus
de la malléole interne du pied gauche. A subi, à l'Hôpital auxiliaire
nᵒ 108, à La Rochelle, où il est resté du 5 mai au 1ᵉʳ juillet 1915,
l'extraction de trois éclats d'obus. Depuis cette opération, trajet
fistuleux profond, suppuration, ostéite. Curettage au pied gauche,
au niveau de la malléole externe du calcanéum, le 5 août 1915.
Cautérisation au chlorure de zinc. Suture. Drainage. Anesthésie au
chloroforme. Durée de l'opération : 18 minutes.

Entré le 1ᵉʳ juillet 1915. Évacué, le 24 septembre 1915, sur
l'Hôpital auxiliaire nᵒ 23, à Talence.

F. (L.). Salle J. 21ᵉ d'infanterie.

Blessé, le 12 mai 1915, à Notre-Dame-de-Lorette, par éclat d'obus,
face dorsale de la main gauche. Premier curettage le 5 août 1915.
Incision, extraction de fongosités, cautérisation au chlorure de zinc,
suture. Deuxième curettage le 13 novembre, incision, curettage d'un
foyer profond, cautérisation au chlorure de zinc.

Entré le 12 mai à l'Hôpital de Lorette pour y être opéré. Évacué
le même jour sur l'Hôpital nᵒ 23, à Talence, d'où il venait. Il revient
du 14 septembre au 23, puis le 12 novembre. Il est encore actuellement en traitement.

M. (L.). Salle A. 24ᵉ d'infanterie.

Blessé, le 25 mai 1915, à Notre-Dame-de-Lorette. Arrivé à l'Hôpital auxiliaire nᵒ 3 (Santé navale), le 28 mai. Blessure par éclat d'obus au genou droit, fracture du fémur, éclatement au niveau des épicondyles. Curettage le 5 août, cautérisation au chlorure de zinc.

Entré le 19 juillet. Est encore en traitement à l'Hôpital de Lorette.

D. (B.). Salle G. 124ᵉ d'infanterie.

Blessé, le 29 mai, à Notre-Dame-de-Lorette. Plaie pénétrante par éclat d'obus hanche droite, fracture au niveau du bord antérieur iliaque droit. Première opération : extraction de nombreux éclats d'obus, de débris de vêtements le 2 juin, à l'Hôpital nᵒ 3 où le blessé est hospitalisé du 1ᵉʳ juin au 2 juillet. Le 2 juillet, évacué sur l'Hôpital nᵒ 26, d'où on l'envoie le 26 juillet à l'Hôpital nᵒ 20. Extraction d'esquille importante le lendemain sous anesthésie. Deuxième opération le 13 août : large incision, curettage de l'os, drainage de l'articulation de la hanche, appareil plâtré, anesthésie chloroforme. Durée de l'opération : 20 minutes.

Entré le 26 juillet 1915. Est encore actuellement en traitement à l'Hôpital de Lorette.

T. (É.). Salle D. 1ᵉʳ bataillon d'Afrique.

Blessé, le 15 janvier 1915, près d'Écurie, par explosion d'obus. Amputé, le 16 janvier, de la jambe gauche, curettage du moignon le 4 septembre, anesthésie sous chloroforme. Durée de l'opération : 5 minutes.

Premier séjour à l'Hôpital nᵒ 20 du 31 janvier au 10 juin. Deuxième séjour du 20 août au 4 novembre. Évacué guéri.

M. (M.). Salle G. 21ᵉ d'infanterie.

Blessé, le 12 mai, à Notre-Dame-de-Lorette. Plaie pénétrante du bras gauche par balle. Extraction d'une balle à Grand-Lebrun le 4 juin, le blessé étant en traitement à l'Hôpital nᵒ 3. Opération le 3 septembre. Curettage. Anesthésie chloroforme. Durée de l'opération : 8 minutes.

Dufourg   3

Entré le 16 juillet 1915. Encore en traitement à l'Hôpital de Lorette actuellement.

V. (L.). Salle J. 42e d'infanterie.

Blessé, le 11 septembre 1915, à Saint-Hilaire. Plaie pénétrante, par balle, cuisse droite. Opération le 18 septembre. Incision. Curettage. Extraction corps étranger et tissus sphacélés. Cautérisation au chlorure de zinc. Durée de l'opération : 3 minutes. Anesthésie au chloroforme.

Entré le 14 septembre. Évacué le 18 novembre guéri.

M. (L.). Salle B. 224e d'infanterie.

Blessé, le 13 mai, à Neuville-Saint-Vaast. Plaies par éclats d'obus région scapulo-humérale. Extraction d'esquilles le 3 septembre sans anesthésie. Opération le 18 septembre. Curettage. Extraction de plusieurs esquilles importantes. Cautérisation au chlorure de zinc. Anesthésie au chloroforme. Durée : 8 minutes.

Entré le 17 mai. Évacué du 23 mai au 25 juin sur l'Hôpital de Pellegrin pour scarlatine. Rentré le 25 juin, est encore en traitement.

L. (P.), capitaine. Salle C. 103e d'infanterie.

Blessé, le 25 septembre 1915, à Auberive-sur-Suippes, par éclats d'obus : 1° petite plaie contuse cuir chevelu région pariétale droite; 2° plaies contuses fesse gauche, partie supérieure et moyenne. Opération le 28 septembre 1915. Curettage, excision de tissus sphacélés. Drainage. Extraction d'un petit corps étranger à la tête. Anesthésie chloroforme. Durée : 15 minutes.

Entré le 27 septembre 1915. Évacué le 7 novembre 1915. Guéri.

S. (J.). Salle D. 112e d'infanterie.

Blessé, le 25 septembre 1915, à Eubèle, par balle. Plaie en séton de la face antérieure de la cuisse droite, tiers inférieur. Opération le 29 septembre 1915, débridement et curettage de la plaie. Cautérisation au chlorure de zinc. Anesthésie choroforme. Durée : 10 minutes.

Entré le 27 septembre 1915. Évacué le 15 novembre. Guéri.

L. (M.). Salle B. 162ᵉ d'infanterie.

Blessé, le 25 septembre 1915, près d'Auberive, éclats d'obus : 1° vaste plaie contuse pénétrante, occupant toute la fesse gauche et intéressant tous les tissus de la fesse; 2° vaste plaie contuse pénétrante à la fesse droite intéressant tous les tissus, très sphacélés, très infectés, dans lesquels pullulent les vers; par la plaie de la fesse droite il s'écoule de l'urine; 3° plaie contuse au talon droit. Opération le 29 septembre 1915. Curettage de la fesse gauche. Curettage de la fesse droite. Un long tube de caoutchouc est placé dans la plaie de la fesse droite pour l'écoulement de l'urine, une sonde permanente est placée en avant dans la vessie. Cautérisation au chlorure de zinc. Anesthésie chloroforme. Durée : 25 minutes.

Entré le 25 septembre 1915. Est encore en traitement à l'Hôpital de Lorette.

G. (J.). Salle G. 161ᵉ d'infanterie.

Blessé, le 26 septembre 1915, à Saint-Hilaire, par balle. Plaie en sélon de la jambe droite. Opération le 30 septembre : large incision et contre-ouverture. Curettage. Anesthésie chloroforme

Entré le 28 septembre 1915. Encore en traitement à l'Hôpital de Lorette.

Dʳ G. (E.), aide-major. Salle C. 355ᵉ d'infanterie.

Blessé, le 28 septembre 1915, à Souain, par éclat d'obus. Plaies en sélon face antéro-interne tiers moyen cuisse gauche. Opération le 6 octobre 1915. Curettage. Ligature de la saphène qui est lésée, suture, drainage. Anesthésie au chloroforme. Durée : 10 minutes.

Entré le 30 septembre 1915. Évacué le 13 novembre 1915. Guéri.

D. (E.), caporal. Salle G. 150ᵉ d'infanterie.

Blessé, le 26 septembre 1915, à Auberive, par balle de fusil. Plaie unique face antéro-interne à l'union du tiers supérieur jambe gauche. Opération le 6 octobre 1915. Curettage. Cautérisation au chlorure de zinc. Drainage.

Entré le 28 septembre 1915. Encore en traitement à l'Hôpital de Lorette.

B. (P.), caporal. Salle G. 3e zouaves.

Blessé, le 25 septembre 1915, à Saint-Hilaire, par éclat d'obus :
1° plaies multiples de la région hypogastrique et de la face dorsale
de la verge ; 2° deux plaies de l'avant-bras gauche. Opération le
6 octobre 1915. Curettage du pubis. Drainage, suture. Anesthésie au
chloroforme. Durée : 28 minutes.

Entré le 28 septembre 1915. Encore en traitement à l'Hôpital de
Lorette (Voir *Extraction de corps étrangers*).

B. (E.). Salle G. 273e d'infanterie.

Blessé, le 6 octobre 1915, à Souain, par balle. Plaie contuse du
cuir chevelu région pariétale droite. Ce blessé arrive de Libourne où
il a été hospitalisé trois jours. Opération, le 15 octobre 1915, le soir
même de son arrivée à Lorette. Le Dr Guyot, ayant constaté que la
boîte crânienne est intacte, se borne à curetter la plaie qui va jusqu'aux os du crâne, sans les intéresser. Sutures. Drainage. Anesthésie sous chloroformé. Durée : 15 minutes.

Entré le 15 octobre. Évacué le 15 novembre 1915. Guéri.

R. (J.). Salle G. 161e d'infanterie.

Blessé, le 25 septembre 1915, à Saint-Hilaire, par éclat d'obus :
1° plaie contuse sphacélée de la paroi abdominale gauche ; 2° plaie en
séton de la cuisse gauche d'arrière en avant ; 3° très vaste plaie partie supérieure face postéro-externe cuisse droite correspondant avec
une seconde plaie très sphacélée de la région fessière droite. Opération le 30 octobre 1915. Curettage de la partie profonde de la plaie
face supéro-externe de la cuisse droite. Suture. Drainage. Anesthésie
sous chloroforme. Durée de l'opération : 8 minutes.

Entré le 30 septembre. Encore en traitement.

H. (A.). Salle D. 155e d'infanterie.

Blessé, le 26 septembre 1915, à Saint-Hilaire, par éclat d'obus.
Petite plaie contuse tiers supérieur face postéro-externe bras gauche.
Opération le 30 octobre 1915. Curettage. Enlèvement de fongosités,
de débris de corps étrangers. Cautérisation au chlorure de zinc.
Anesthésie au chloroforme.

Entré le 28 septembre 1915. Encore en traitement à l'Hôpital de Lorette (Voir *Extraction de corps étrangers*).

L.. (V.). Salle J. 130ᵉ d'infanterie.

Blessé, le 27 septembre 1915, à Saint-Hilaire, par balle. Ce blessé arrive d'un hôpital de La Bastide. 1° Vaste plaie anfractueuse par éclatement face externe poignet droit. Plaie très sphacélée. Fracture compliquée du radius et du cubitus. Nombreuses esquilles. 2° Plaie contuse n'intéressant que les parties molles au niveau du 1ᵉʳ métacarpien, main droite. Suppuration abondante des deux plaies. Opération le 30 octobre 1915. Contre-ouverture au niveau de la face dorsale de la main droite. Drainage. Anesthésie sous chloroforme. Durée : 6 minutes. Ce blessé, entré le 14 octobre 1915, avait séjourné du 30 septembre au 14 octobre à l'Hôpital n° 6, à La Bastide. Est encore actuellement en traitement à l'Hôpital de Lorette.

P. (C.). Salle A. 44° d'infanterie.

Blessé, le 25 septembre 1915, à Souain, par éclat d'obus. Plaie contuse suppurant abondamment. Niveau tiers supérieur cuisse gauche. Ce blessé arrivait de l'Hôpital n° 6, à La Bastide, où il avait séjourné du 30 septembre au 14 octobre 1915 et où il avait subi sous chloroforme l'extraction d'un projectile. Opération le 8 novembre 1915. Curettage du canal médullaire et des parties voisines. Extraction d'une esquille allongée et en partie insérée dans l'os vivant et d'autres volumineuses. Cautérisation au chlorure de zinc. Suture. Anesthésie au chloroforme. Durée : 30 minutes.

Entré le 14 octobre 1915. Encore en traitement à l'Hôpital de Lorette.

P. (P.). Salle E. 4° tirailleur algérien.

Blessé, le 25 septembre, au Bois-Sabot, par éclat d'obus. Plaie en séton face externe et postérieure jambe gauche au niveau tiers inférieur. Fracture du péroné. Opération le 8 octobre 1915. Section du corps musculaire du muscle long péroné. Nettoyage de la plaie. Enlèvement de parties noirâtres dues à la présence de corps étrangers inclus dans les tissus. Suture. Drainage. Anesthésie au chloroforme. Durée : 10 minutes.

Entré le 27 septembre 1915. Évacué le 4 décembre. Guéri.

C. (E.). Salle J. 42e d'infanterie.

Blessé, le 27 septembre 1915, à Souain, par balle de fusil. Plaie contuse (orifice d'entrée) niveau de l'articulation épaule gauche. Opération le 8 novembre 1915. Curettage d'un foyer de fracture siégeant au niveau de l'épine omoplate et extraction d'esquilles assez importantes et détachées. Cautérisations au chloroforme. Durée de l'opération : 11 minutes.

Entré le 14 octobre 1915. Est encore en traitement à l'Hôpital de Lorette.

C. (D.). Salle J. 44e d'infanterie.

Blessé, le 26 septembre 1915, à Suippes, par balle : 1° plaie contuse très infectée au bras droit ; 2° vaste plaie contuse très sphacélée dans le pli du coude correspondant. Ce blessé arrive de l'Hôpital n° 6, à La Bastide, où il a séjourné du 30 septembre au 14 octobre 1915. Opération le 8 novembre 1915. Curettage et extraction de plusieurs esquilles. Anesthésie au chloroforme. Durée : 40 minutes.

Entré le 14 octobre 1915. Est encore en traitement à l'Hôpital de Lorette.

S. (G.). Salle G. 6e section d'infirmiers militaires.

Blessé, le 28 septembre 1915, à Souain, par éclat d'obus. Blessure infectée et très suppurante à l'auriculaire main droite. Ce blessé a séjourné, du 30 septembre au 13 octobre 1915, à l'Hôpital n° 6, à La Bastide. Opération le 26 novembre 1915. Curettage du 5e doigt main droite. Enlèvement de fongosités nombreuses. Anesthésie au chloroforme. Durée : 15 minutes.

Entré le 13 octobre 1915. Est encore en traitement à l'Hôpital de Lorette.

U. (G.). Salle J. 35e d'infanterie.

Blessé, le 27 septembre 1915, à Souain, par éclat d'obus au bras gauche. Fracture compliquée de l'humérus. Opération le 9 décembre 1915. Curettage. Extraction de nombreux débris de vêtements. Cautérisation au chlorure de zinc. Suture. Drainage. Anesthésie au chloroforme. Durée : 10 minutes.

Entré le 30 septembre 1915. Est encore en traitement à l'Hôpital de Lorette.

P. (A.), caporal. Salle A. 150e d'infanterie.

Blessé, le 5 octobre 1915, à Souain, par balle de fusil au bras droit. Ce blessé a séjourné, du 6 au 14 octobre, à l'Hôpital n° 6, à La Bastide. Deux plaies contuses et infectées. Orifice face postéro-interne au-dessus de l'articulation du coude. Fracture compliquée et comminutive de l'humérus niveau tiers supérieur. Opération le 9 décembre 1915. Curettage. Extraction de plusieurs esquilles et séquestres isolés. Cautérisation au chlorure de zinc. Suture. Drainage. Anesthésie au chloroforme. Durée : 8 minutes.

Entré le 14 octobre 1915. Encore en traitement à l'Hôpital de Lorette.

G. (A.). Salle E. 43e d'infanterie.

Blessé, le 26 septembre 1915, à Suippes, par éclat d'obus : 1° plaie contuse orifice d'entrée face antéro-externe tiers supérieur du bras droit; 2° plaies contuses au niveau du coude droit (orifice sortie). Plaies infectées. Phlegmon de l'avant-bras. Opération le 9 décembre 1915. Curettage du coude droit. Anesthésie au chloroforme. Durée de l'opération : 15 minutes.

Entré le 28 septembre 1915. Est encore en traitement à l'Hôpital de Lorette.

II. **Extractions de projectiles dont huit faites sous l'écran dans le service de radiographie de Saint-André, avec le concours du radiologue, M. le professeur Réchou.**

B. (F.). Salle D. 40e d'infanterie.

Blessé, le 20 août 1914, à Morhange, par une balle de fusil. Opéré le 5 septembre 1914, extraction de la balle située dans la région cervicale gauche.

Entré à l'Hôpital de Lorette le 9 septembre 1914. Évacué le 18 septembre 1914.

W. (R.). Salle E. 43° colonial.

Blessé, le 28 août, à Dieuze, par une balle. Opéré le 5 septembre 1914, extraction de la balle externe de la cuisse droite.

Entré à l'Hôpital de Lorette le 1er septembre 1914. Évacué le 25 septembre 1914.

L., lieutenant. Salle C., 37° d'infanterie.

Blessé, le 20 août 1914, à Morhange, par une balle de shrapnell. Opéré le 5 septembre 1914, extraction du projectile à la main gauche.

Entré le 26 août 1914. Évacué le 18 octobre 1914.

L. (J.). Salle E. 212° d'infanterie.

Blessé, le 23 août 1914, à Dornsbole, par une balle. Opéré le 5 septembre 1914, extraction de la balle à la face postérieure du bras droit tiers supérieur.

Entré le 1er setembre 1914. Évacué le 18 septembre 1914.

N. (M.). Salle D. 7° d'infanterie.

Blessé, le 14 août 1914, à Poincourt, par trois balles. Opéré le 5 septembre 1914, extraction d'une balle au niveau de l'articulation de l'épaule droite.

Entré le 26 août 1914. Évacué le 18 octobre 1914.

D. (F.). Salle R. 153° d'infanterie.

Blessé, le 20 août 1914, à Morhange, par deux balles. Opéré le 5 septembre 1914. Extraction d'une balle au niveau de la malléole interne gauche.

Entré le 25 août 1914. Évacué le 25 septembre 1914.

H. (C.). Salle C. 55° d'artillerie.

Blessé, le 13 août, à Dieuze, par un éclat d'obus. Opéré le 5 septembre 1914. Extraction d'éclats d'obus et de débris de vêtements à la partie postérieure du thorax, au niveau de la 8ᵉ côte.

Entré le 25 août 1914. Évacué le 18 septembre 1914.

C. (H.). Salle H. 83ᵉ d'infanterie.

Blessé, le 7 septembre 1914, au camp de Mailly, par une balle. Opéré le 18 septembre 1914. Extraction d'une balle à la face postérieure du tiers supérieur de la cuisse droite.

Entré le 10 septembre 1914. Évacué le 6 octobre 1914.

D. (G.). Salle B. 18ᵉ d'infanterie.

Blessé, le 3 septembre 1914, près de Château-Thierry, par une balle de shrapnell. Opéré le 18 septembre 1914. Extraction d'une balle de shrapnell située dans les masses musculaires profondes de la cuisse gauche.

Entré le 13 septembre 1914. Évacué le 9 janvier 1915.

G. (C.), lieutenant. 21ᵉ d'artillerie.

Blessé, le 7 septembre, à l'est de Châtel-Raoul. Opéré le 18 septembre 1914. Extraction d'un éclat d'obus face antérieure tiers moyen jambe droite.

Entré le 13 septembre 1914. Évacué le 5 novembre 1914.

D. (P.). Salle G. 147ᵉ d'infanterie.

Blessé, le 31 août 1914, à Jeanneny (Ardennes). Opéré le 18 septembre 1914. Extraction d'une balle de shrapnell au tiers moyen jambe droite.

Entré le 3 septembre 1914. Évacué le 5 janvier 1915.

A. (S.). Salle B. 138ᵉ d'infanterie.

Blessé, à Somme-Py, le 2 septembre 1914. Opéré le 18 septembre 1914. Extraction d'une balle de shrapnell située dans le deltoïde droit.

Entré le 6 septembre 1914. Évacué le 6 novembre 1914.

P. (H.). Salle G. 100ᵉ d'infanterie.

Blessé, le 2 septembre, à Somme-Py. Opéré le 18 septembre 1914.

Extraction d'une balle de shrapnell tiers supérieur, partie postérieure jambe gauche.

Entré le 6 septembre 1914. Évacué le 7 octobre 1914.

L. (J.). Salle H. 138° d'infanterie.

Blessé le 31 août 1914. Extraction d'une balle déformée à la face antérieure avant-bras gauche.

Entré le 10 septembre 1914. Évacué le 17 mars 1915.

C. (M.), lieutenant. Salle C. 259° d'infanterie.

Blessé, le 1er septembre, à Cousenvoye. Opéré le 24 septembre 1914. Extraction d'une balle de shrapnell face antéro-interne demi supérieure cuisse gauche.

Entré le 4 septembre 1914. Évacué le 26 novembre 1914.

C. (J. de), maréchal des logis. Salle D. 52° d'artillerie.

Blessé, le 8 septembre 1914, à Vitry-le-François. Opéré le 24 septembre 1914. Extraction de deux éclats d'obus dans le calcanéum gauche.

Entré le 19 septembre 1914. Évacué le 26 décembre 1914.

D. (F.). Salle G. 138° d'infanterie.

Blessé, le 2 septembre 1914, à Somme-Py. Opéré le 24 septembre 1914. Extraction d'une balle dans l'espace inter-osseux de la jambe gauche.

Entré le 6 septembre 1914. Évacué le 16 octobre 1914.

T. (Z.). Salle H. 93° d'infanterie.

Blessé, le 7 septembre 1914, à la Fère. Opéré le 24 septembre 1914. Extraction d'un éclat d'obus face antérieure tiers moyen bras droit.

Entré le 10 septembre 1914. Évacué le 16 octobre 1914.

T. (H.). Salle E. 226° d'infanterie.

Blessé, le 24 août 1914, à Arrancourt. Opéré le 24 septembre 1914. Extraction d'un éclat d'obus face postérieure tiers moyen jambe gauche.

Entré le 28 août 1914. Évacué le 14 octobre 1914.

L. (F.). Salle C. 236ᵉ d'infanterie.

Blessé, le 3 septembre 1914, à Château-Thierry. Opéré le 24 septembre 1914. Extraction d'éclats d'obus de l'avant-bras droit.

Entré le 10 septembre 1914. Évacué le 25 novembre 1914.

C. (L.). Salle A. 24ᵉ colonial.

Blessé, le 6 septembre 1914, à Vitry-le-François. Opéré le 1ᵉʳ octobre 1914. Recherche infructueuse d'une balle dans la fesse droite.

Entré le 11 septembre 1914. Évacué le 18 novembre 1914.

F. (E.).

Blessé, le 7 septembre 1914, au camp de Mailly. Opéré le 1ᵉʳ octobre 1914. Extraction d'un petit éclat d'obus situé entre les côtes et la face antérieure de l'omoplate gauche.

Entré le 10 septembre 1914. Évacué le 22 février 1915.

D. (H.). Salle A. 4ᵉ colonial.

Blessé, le 15 septembre 1914, à Virginie. Opéré le 1ᵉʳ octobre 1914. Extraction d'une balle de shrapnell au bras gauche.

Entré le 29 septembre 1914. Évacué le 30 octobre 1914.

H. (J.). Salle D. 37ᵉ d'infanterie.

Blessé, le 20 août 1914, à Morhange. Opéré le 1ᵉʳ octobre 1914. Extraction d'une enveloppe de balle située dans les masses musculaires profondes de l'avant-bras.

Entré le 26 août 1914. Évacué le 4 janvier 1915.

D. (F.). Salle A. 7ᵉ d'infanterie.

Blessé, le 7 septembre 1914, à Vitry-le-François. Opéré le 1ᵉʳ octobre 1914. Extraction d'une balle de shrapnell située sur le tendon d'Achille du pied droit.

Entré le 11 septembre 1914. Évacué le 13 novembre 1914.

M. (J.) Salle G. 49ᵉ d'infanterie.

Blessé, le 6 septembre 1914, à Craonne. Opéré le 1ᵉʳ octobre 1914. Extraction d'une balle de shrapnell face postérieure avant-bras gauche.

B. (C.). Salle A. 7ᵉ d'infanterie.

Blessé, le 14 septembre, à Prunet. Opéré le 1ᵉʳ octobre 1914. Extraction d'une balle de shrapnell située le long du nerf sciatique région fessière gauche.

Entré le 28 septembre 1914. Évacué le 28 mai 1915.

T. (R.). Salle A. 2ᵉ zouaves.

Blessé, le 16 septembre 1914, à Carlepont (Aisne). Opéré le 15 octobre 1914. Extraction balle de shrapnell située dans le jumeau externe jambe gauche.

Entré le 1ᵉʳ octobre 1914. Évacué le 31 octobre 1914.

L. (P.). Salle B. 34ᵉ d'infanterie.

Blessé, le 3 septembre 1914, sur les bords de la Marne. Opéré le 15 octobre 1914. Extraction petit éclat d'obus à la main gauche.

Entré le 10 septembre 1914. Évacué le 25 novembre 1914.

P. (J.). Salle A. 90ᵉ d'infanterie.

Blessé, le 19 septembre 1914, à la bataille de la Marne. Opéré le 15 octobre 1914. Extraction d'un éclat d'obus face postéro-interne bras gauche.

Entré le 28 septembre 1914. Évacué le 25 novembre 1914.

M. (A.). Salle A. 125ᵉ d'infanterie.

Blessé, le 14 septembre 1914, près de Châlons. Opéré le 15 octobre 1914. Extraction d'une balle de shrapnell et d'un séquestre important du fémur tiers inférieur cuisse droite.

Entré le 19 septembre 1914. Évacué le 18 mars 1915.

G. (J.). Salle B. 220ᵉ d'infanterie.

Blessé, le 7 septembre 1914, sur les bords de la Marne. Opéré le 15 octobre 1914. Recherche infructueuse d'une balle dans la région postéro-interne du creux poplité droit.

Entré le 13 octobre 1914. Évacué le 18 février 1915.

M. (C.). Salle B. 3e chasseurs d'Afrique.

Blessé, le 17 septembre 1914, à Virginie. Opéré le 24 octobre 1914. Extraction d'une balle de shrapnell située dans l'appendice xiphoïde.

Entré le 30 septembre 1914. Évacué le 7 avril 1915.

M. (H.). Salle C. 34e d'infanterie.

Blessé, le 13 septembre 1914, près de Craonne. Opéré le 24 octobre 1914. Extraction d'une balle de shrapnell incluse dans le conduit interne du fémur droit.

Entré le 23 octobre 1914. Évacué le 4 janvier 1915.

G. (H.). Salle G. 29e d'artillerie.

Blessé, le 15 septembre 1914, à Vienne-le-Château. Opéré le 24 octobre 1914. Extraction éclat d'obus situé sur la face externe du coude gauche.

Entré le 20 octobre 1914. Évacué le 3 juin 1915.

B. (G.). Salle G. 29e d'infanterie.

Blessé, le 15 septembre 1914, à Vienne-le-Château. Opéré le 24 octobre 1914. Extraction éclat d'obus intra-osseux dans la tête de l'humérus gauche.

Entré le 2 octobre 1914. Évacué le 3 juin 1915.

H. (J.). Salle G. 48e d'infanterie.

Blessé, le 4 octobre 1914, à Sichen, près Arras. Opéré le 24 octobre 1914. Extraction balle de shrapnell située dans le muscle quadriceps gauche.

Entré le 9 octobre 1914. Évacué le 7 mars 1915.

R. (V.). Salle G. 159e d'infanterie.

Blessé, le 7 octobre 1914, à Saint-Laurent-les-Arras. Opéré le 28 octobre 1914. Recherche infructueuse d'une balle à l'épaule gauche.

Entré le 26 octobre 1914. Évacué le 26 janvier 1915.

T. (J.). Salle B. 158e d'infanterie.

Blessé, le 10 octobre 1914, près de Laon. Opéré le 6 novembre 1914.

Recherche infructueuse d'une balle dans le creux sous-claviculaire gauche.

Entré le 31 octobre 1914. Évacué le 13 mars 1915.

H. (A.). Salle E. 136e d'infanterie.

Blessé, le 21 octobre 1914, à Blangey-les-Arras. Opéré le 6 novembre 1915. Recherche infructueuse d'une balle cuisse droite.

Entré le 27 octobre 1914. Évacué le 9 janvier 1915.

R. (V.). Salle D. 159e infanterie.

Opéré une deuxième fois le 14 novembre 1914. Extraction d'un éclat d'obus quadrilatère situé dans la partie inférieure du muscle grand pectoral gauche.

B. (J.). Salle B. 49e d'infanterie.

Blessé, le 15 septembre 1914, à Craonne. Opéré le 14 novembre 1914. Extraction éclat d'obus partie postéro-interne pied gauche.

Entré le 11 novembre 1914. Évacué le 13 mars 1915.

L. (L.). Salle A. 79e d'infanterie.

Blessé, le 15 août 1914, à Morhange. Opéré le 14 novembre 1914. Extraction éclat d'obus situé sous le calcanéum gauche.

Entré le 6 novembre 1914. Évacué le 30 juillet 1915.

L. (A.). Salle H. 84e d'infanterie.

Blessé, le 2 septembre 1914, à Montmirail. Opéré le 14 novembre 1914. Extraction d'éclats d'obus profondément situés dans la région occipitale.

Entré le 10 septembre 1914. Évacué le 19 octobre 1915.

S. (E.). Salle D. 295e d'infanterie.

Blessé, le 18 octobre 1914, à La Bassée. Opéré le 19 novembre 1914. Extraction d'une balle située dans le moignon de l'épaule gauche.

Entré le 31 octobre 1914. Évacué le 26 janvier 1915.

A. (A.), adjudant. Salle B. 432e d'infanterie.

Blessé, le 30 octobre 1914, à Vailly-sur-Aisne. Opéré le 19 novembre

1914. Extraction d'une enveloppe de balle de fusif déchiquetée située dans le muscle trapèze gauche.

Entré le 5 novembre 1914. Évacué le 22 août 1915.

T. (J.). Salle B. 158ᵉ d'infanterie.

Deuxième opération le 19 novembre 1914. Extraction d'une balle située dans lès masses musculaires de l'omoplate gauche.

G. (J.). Salle B. 220ᵉ d'infanterie.

Troisième opération le 19 novembre 1914 avec rachianesthésie. Extraction d'une balle incluse dans les masses musculaires profondes, tiers inférieur cuisse droite.

H. (A.). Salle E. 136ᵉ d'infanterie.

Deuxième opération le 19 novembre 1914 avec rachianesthésie. Extraction balle shrapnell située à la partie profonde du muscle vaste-interne cuisse droite.

C. (P.). Salle C. 9ᵉ chasseurs à cheval.

Blessé, le 2 septembre 1914, à Orfeuilles-de-Vouziers. Opéré le 19 novembre 1914. Extraction d'un petit éclat d'obus, avant-bras gauche.

Entré le 6 septembre 1914. Évacué le 12 décembre 1914.

D. (A.). Salle A. 321ᵉ d'infanterie.

Blessé, le 12 novembre 1914, à Fontenay. Opéré le 26 novembre 1914. Extraction d'une balle dans l'articulation de l'épaule gauche. Résection atypique.

Entré le 15 novembre 1915. Évacué le 18 mars 1915.

G. (J.). Salle G. 49ᵃ d'infanterie.

Blessé, le 23 août 1914, à Gazée (Belgique). Opéré le 3 décembre 1914. Extraction de nombreux petits éclats d'obus, fesse gauche.

Entré le 30 novembre 1914. Évacué le 26 janvier 1915.

V. (R.). Salle A. 66ᵉ d'infanterie.

Blessé, le 15 septembre 1914, à 30 kilomètres de Châlons. Opéré le 3 décembre 1914. Extraction balle de shrapnell et d'esquilles, débris de capote au tiers supérieur face antérieure jambe gauche.

Entré le 19 septembre 1914. Évacué le 23 février 1915.

B. (C.), capitaine. Salle C. 144e d'infanterie.

Blessé, le 24 septembre 1914, sur le plateau de Craonne. Opéré le 5 janvier 1915. Extraction d'éclats d'obus au niveau de la malléole péronière gauche.

Entré le 4 novembre 1914. Évacué le 22 mai 1915.

B. (V.). Salle A. 224e d'infanterie.

Blessé, le 17 décembre 1914, à Méricourt (Somme). Opéré le 5 janvier 1915. Extraction de plusieurs éclats d'obus assez volumineux situés au ras du nerf médian, main droite.

Entré le 20 décembre 1914. Évacué le 6 avril 1915.

D. (A.-M.). Salle A. 144e d'infanterie.

Blessé, le 30 août 1914, pendant la retraite de Belgique. Opéré le 16 janvier 1915. Recherche infructueuse d'une balle région lombaire.

Entré le 14 janvier 1915. Évacué le 17 mars 1915.

D. (A.-M.). Salle A. 144e d'infanterie.

Deuxième opération 30 janvier 1915. Extraction balle de shrapnell située profondément dans le muscle psoas.

U. (J.). Salle A. 18e d'infanterie.

Blessé, le 16 septembre 1914, à la Ville-au-Bois. Opéré le 27 février 1915. Extraction de débris de balle situés dans les jumeaux jambe droite.

Entré le 24 février 1915. Évacué le 26 mars 1915.

F. (J.). Salle D. 83e d'infanterie.

Blessé, le 25 janvier 1915, à Saint-Laurent-les-Arras. Opéré le 27 janvier 1915. Extraction d'une chemise de balle de forme semi-lunaire bras gauche.

Entré le 31 janvier 1915. Évacué le 5 mai 1915.

D. (R.). Salle G. 88e d'infanterie.

Blessé, le 16 février 1915, à Perthes. Opéré le 6 mars. Extraction d'un éclat d'obus région dorsale supérieure.

Entré le 18 février 1915. Évacué le 29 juin 1915.

P. (R.).

Blessé, le 1er novembre 1914, à Saint-Hilaire-le-Grand. Opéré le 20 mars 1915.

F. (M.). Salle D. 17e d'infanterie.

Blessé, le 14 septembre 1914, près de Suippes. Opéré le 10 avril 1915. Extraction de deux balles de shrapnell, l'une à la partie supérieure de la cuisse gauche, l'autre au mollet droit.

Entré le 27 mars 1915. Évacué le 7 juin 1915.

G. (L.), sergent. Salle G. 142e d'infanterie.

Blessé, le 20 mars 1915, à Beauséjour. Opéré le 10 avril 1915. Recherche infructueuse d'un éclat d'obus à la fesse droite.

Entré le 22 mars 1915. Évacué le 23 mai 1915.

B. de M. (C.), capitaine. Salle C. 144e d'infanterie.

Deuxième opération le 10 avril 1915. Extraction de plusieurs éclats d'obus cuisse gauche face antérieure tiers supérieur.

P. (G.). Salle G. 133e d'infanterie.

Blessé, le 23 mai 1915, à Neuville. Opéré le 5 juin 1915. Extraction d'un éclat d'obus situé à l'extrémité inférieure face antérieure du bras droit, à un centimètre au-dessus du coude.

Entré le 26 mai 1915. Évacué le 2 juillet 1915.

C. (H.). Salle G. 24e d'infanterie.

Blessé, le 25 mai 1915, à Aix-Noulette. Opéré le 5 juin 1915. Extraction d'une chemise de balle partie postérieure du muscle deltoïde.

Entré le 28 mai 1915. Évacué le 28 août 1915.

Dufourg   4

V. (J.). Salle G. 90ᵉ d'infanterie.

Blessé, le 26 mai 1915, à Notre-Dame-de-Lorette. Opéré le 11 juin 1915. Extraction d'une balle de shrapnell incluse dans le cubitus droit.

Entré le 28 mai 1915. Évacué le 23 juillet 1915.

H. (F.), adjudant. Salle A. 319ᵉ d'infanterie.

Blessé, le 30 mai 1915, à Neuville. Opéré le 11 juin 1915. Extraction d'un éclat d'obus à la partie profonde du muscle jambier antérieur.

Entré le 3 juin 1915. Évacué le 29 juillet 1915.

B. (L.). Salle A. 205ᵉ d'infanterie.

Blessé, le 31 mai 1915, à Neuville. Opéré le 11 juin 1915. Extraction de deux éclats d'obus région plantaire gauche.

Entré le 3 juin 1915. Évacué le 13 août 1915.

L. (É.). Salle G. 329ᵉ d'infanterie.

Blessé, le 31 mai 1915, à Écurie. Opéré le 11 juin 1915. Extraction d'un éclat d'obus dans l'espace interosseux tiers moyen et inférieur jambe gauche.

Entré le 3 juin 1915. Évacué le 21 juillet 1915.

B. (J.). Salle B. 31ᵉ bataillon de chasseurs.

Blessé, le 26 mai 1915, à Notre-Dame-de-Lorette. Opéré le 19 juin 1915. Extraction d'un éclat d'obus à l'extrémité supérieure du radius droit.

Entré le 28 mai 1915. Évacué le 20 juillet 1915.

S. (P.). Salle G. 160ᵉ d'infanterie.

Blessé, le 23 mai 1915, à Neuville-Saint-Vaast. Opéré le 3 juillet 1915. Extraction d'un éclat d'obus dans le creux maxillaire droit.

Entré le 26 mai 1915. Évacué le 2 août 1915.

M. (L.). Salle A. 224ᵉ d'infanterie.

Blessé, le 13 mai 1915, à Neuville-Saint-Vaast. Opéré le 3 juillet

1915. Extraction de trois gros éclats d'obus situés dans le muscle deltoïde gauche.

Entré le 17 mai 1915. Évacué.

B. (P.). Salle A. 70e d'infanterie.

Blessé, le 9 mai 1915, à Roclincourt Opéré, le 9 juillet 1915, au service de radiographie, à l'Hôpital Saint-André, avec le concours de M. le professeur agrégé Réchou. Extraction de deux shrapnells situés dans le bassin.

Entré le 16 mai 1915.

B. (Albert). Salle B. 238e d'infanterie.

Blessé, le 23 mai 1915, à Neuville-Saint-Vaast. Opéré, le 9 juillet 1915, à l'Hôpital Saint-André, comme le précédent. Extraction d'un éclat d'obus situé dans les parties molles à droite de l'anus.

Entré le 9 juin 1915. Évacué le 10 octobre 1915.

C. (O.). Salle G. 41e d'infanterie.

Blessé, le 10 mai 1915, à Chanteclaie. Opéré, le 17 juillet 1915, à l'Hôpital Saint-André, comme les précédents. Extraction d'un éclat d'obus tenant à la partie postérieure du creux axillaire droit en arrière des vaisseaux et au niveau de l'origine du nerf radial.

Entré le 16 mai 1915. Évacué le 29 août 1915.

S. (E.). Salle A. 226e d'infanterie.

Blessé, le 10 mai 1915, à Carency. Opéré, le 2 août 1915, à l'Hôpital Saint-André, comme les précédents. Extraction d'un éclat d'obus très important situé en arrière de la vessie dans l'échancrure ischiatique.

Entré le 16 juillet 1915.

E. (E.). Salle A. 2e sapeurs du génie.

Blessé, le 18 mai 1915, à Anzin. Opéré à l'Hôpital Saint-André, le 2 août 1915, comme les précédents. Extraction d'un petit éclat d'obus dans les fibres musculaires du muscle fessier gauche.

Entré le 28 juillet 1915.

O. (R.). Salle H. 14e d'infanterie.

Blessé, le 17 février 1915, à Perthes. Opéré, le 19 août 1915, à l'Hôpital Saint-André, comme les précédents. Extraction de plusieurs éclats d'obus inclus dans le foyer pariétal du péritoine et sur le bord extérieur du muscle grand droit gauche.

Entré le 25 février 1915.

B. (J.). Salle E. 81e d'infanterie.

Blessé, le 5 août 1915, à Beauséjour. Opéré, le 4 septembre 1915, à Lorette. Extraction d'un morceau d'enveloppe de bombe situé dans l'omoplate gauche au ras des côtes.

Entré le 24 août 1915. Évacué le 23 septembre 1915.

M. (C.). Salle B. 122e d'infanterie.

Blessé, le 22 août 1915, à Beauséjour. Opéré le 4 [septembre 1915. Extraction d'un éclat de bombe situé dans le cuir chevelu.

Entré le 24 août 1915. Évacué le 23 septembre 1915.

S. (J.). Salle B. 122e d'infanterie.

Blessé, le 22 juillet 1915, à Beauséjour. Opéré le 4 septembre 1915. Extraction d'un éclat d'obus situé dans les muscles adducteurs de la cuisse gauche.

Entré le 24 août 1915. Évacué le 4 octobre 1915.

L. (D.). Salle A. 52e colonial.

Blessé, le 7 septembre 1915, à Saint-Hilaire. Opéré le 18 septembre 1915. Recherche infructueuse d'un éclat d'obus région dorsale.

Entré le 10 septembre. Évacué le 29 novembre 1915.

J. (V.). Salle A. 52e colonial.

Blessé, le 7 septembre 1915, à Souain. Opéré le 18 septembre 1915. Extraction d'un éclat d'obus face antérieure du tibia droit.

Entré le 10 septembre. Évacué le 10 octobre 1915.

N. (A.). Salle D. 53e d'infanterie.

Blessé, le 31 août 1915, au Bois-du-Guetteur. Opéré le 18 septembre

1915. Extraction d'un éclat d'obus inclus dans la partie supérieure du muscle deltoïde gauche.

Entré le 10 septembre 1915.

G. (J.). Salle J. 271ᵉ d'infanterie.

Blessé le 11 septembre 1915, au Bois-Sabot. Opéré le 18 septembre 1915. Extraction d'éclat d'obus inclus dans le muscle vaste interne de la cuisse droite.

Entré le 14 septembre 1915. Évacué le 10 octobre 1915.

M. (J.). Salle J. 271ᵉ d'infanterie.

Blessé, le 11 septembre 1915, au Bois-Sabot. Opéré le 18 septembre 1915. Extraction d'un éclat d'obus inclus dans le muscle vaste interne de la cuisse gauche.

Entré le 14 septembre 1915. Évacué le 10 octobre 1915.

C. (A.). Salle D. 96ᵉ d'infanterie.

Blessé, le 31 juillet 1915, à Beauséjour. Opéré le 13 septembre 1915. Extraction éclat de bombe dans les parties molles intervalle du 2ᵉ et du 3ᵉ orteils.

Entré le 24 août 1915. Évacué le 24 septembre 1915.

L. (P.), capitaine. Salle C. 103ᵉ d'infanterie.

Blessé, le 25 septembre 1915, à Auberive. Opéré le 28 septembre 1915. Extraction de petits éclats d'obus dans le cuir chevelu.

Entré le 27 septembre 1915. Évacué le 7 novembre 1915.

D. (L.), sergent. Salle A. 44ᵉ d'artillerie.

Blessé, le 25 septembre 1915, à Auberive. Opéré le 8 octobre 1915 dans le service de radiographie de l'Hôpital Saint-André avec le concours de M. le professeur agrégé Réchou. Extraction d'un éclat d'obus sous-scapulaire droit.

Entré le 27 septembre 1915. Évacué le 12 novembre 1915.

S. (H.). Salle J. 115ᵉ d'infanterie.

Blessé, le 25 septembre 1915, à Saint-Hilaire, Opéré, le 8 octobre

1915, dans les mêmes conditions que le précédent. Extraction d'une balle de shrapnell incluse dans la tête humérale gauche.

Entré le 28 septembre 1915. Évacué le 19 novembre 1915.

O. (R.), sergent. Salle A. 150ᵉ d'infanterie.

Blessé, le 26 septembre 1915, à Saint-Hilaire. Opéré, le 8 octobre 1915, à l'Hôpital Saint-André, dans les mêmes conditions que les précédents. Extraction d'un éclat d'obus situé dans les couches profondes de l'avant-bras.

Entré le 28 septembre 1915. Évacué le 4 novembre 1915.

L. (M.). Salle B. 4ᵉ zouaves.

Blessé, le 6 octobre 1915, à Souain. Opéré le 23 octobre 1915. Extraction d'un éclat d'obus région temporale gauche, exactement au niveau de l'artère temporale. Ligature de cette artère.

Entré le 14 octobre 1915.

A. (A.). Salle J. 194ᵉ d'infanterie.

Blessé, le 28 septembre 1915, à Souain. Opéré le 30 octobre 1915. Recherche infructueuse d'un éclat d'obus dans la cuisse droite.

Entré le 14 octobre 1915.

B. (L.). Salle G. 16ᵉ chasseurs.

Blessé, le 25 septembre 1915, à Saint-Hilaire. Opéré le 30 octobre 1915. Recherche infructueuse d'un corps étranger dans la région scapulaire droite.

Entré le 28 septembre 1915. Évacué le 8 décembre 1915.

G. (J.). Salle G. 60ᵉ d'infanterie.

Blessé, le 12 septembre 1915, à Suippes. Opéré le 30 octobre 1915. Extraction d'un éclat d'obus bras gauche. Extraction d'un second éclat d'obus région sous-auriculaire de la main gauche.

Entré le 30 septembre 1915.

G. (E.). Salle G. 150ᵉ d'infanterie.

Blessé, le 26 septembre 1915, à Auberive. Opéré le 30 octobre

1915. Extraction de deux éclats d'obus situés au ras de l'omoplate sous le muscle deltoïde.

Entré le 28 septembre 1915.

C. (A.). Salle F. 170° d'infanterie.

Blessé, le 5 octobre 1915, à Souain. Opéré le 30 octobre 1915. Extraction d'un éclat d'obus situé au ras du col fémoral gauche et extraction d'un petit éclat d'obus face dorsale de la main gauche.

Entré le 8 octobre 1915.

H. (A.). Salle D. 155° d'infanterie.

Blessé, le 26 septembre 1915, à Saint-Hilaire. Opéré le 30 septembre 1915. Extraction d'un corps étranger tiers supérieur face postéro-externe du bras gauche.

Entré le 28 septembre 1915.

T. (P.). Salle G. 161° d'infanterie.

Blessé, le 25 septembre 1915, à Saint-Hilaire. Opéré le 8 novembre 1915. Extraction de petits éclats d'obus situés région frontale gauche.

Entré le 28 septembre 1915.

F. (J.), sergent. Salle B. 42° d'infanterie.

Blessé, le 25 septembre 1915, à Limagne. Opéré le 25 novembre 1915. Extraction de deux corps étrangers, poignet gauche et avant-bras gauche.

Entré le 27 septembre 1915.

M. (J.). Salle J. 271° d'infanterie.

Blessé, le 11 septembre 1915, au Bois-Sabot. Opéré le 26 novembre 1915. Extraction d'un éclat d'obus, face plantaire entre le troisième et le quatrième métatarsien.

Entré le 23 novembre 1915.

B. (P.), caporal. Salle G. 3° zouaves.

Blessé, le 25 septembre 1915, à Saint-Hilaire, par éclats d'obus : 1° plaies multiples de la région hypogastrique et de la face dorsale de la verge ; 2⁰ deux plaies de l'avant-bras gauche. Opéré le 6 octobre 1915. Extraction de l'extrémité d'une balle déchiquetée. Drainage. Suture. Anesthésie au chloroforme. Durée de l'opération : 28 minutes.

Entré le 30 septembre 1915. Encore en traitement.

III. Amputations de cuisse du 25 août au 1ᵉʳ décembre 1915.

M. (A.). Salle A. 125ᵉ d'infanterie.

Blessé, le 14 septembre 1914, près de Châlons. Opéré le 15 octobre 1914. Amputation de la cuisse droite. Durée de l'opération : 25 minutes.

Entré le 19 septembre 1914. Évacué le 18 mars 1915. Guéri.

F. (J.). Salle A. 24ᵉ colonial.

Blessé, le 15 septembre 1914, à Vigyny. Opéré le 23 octobre 1914. Amputation, au tiers supérieur, de la cuisse droite.

Entré le 23 septembre 1914. Décédé à l'Hôpital le 27 octobre 1914.

IV. Amputations de jambe du 25 août 1914 au 1ᵉʳ décembre 1915.

J. (C.). Salle B. 4ᵉ groupe d'artillerie.

Blessé, le 23 septembre 1915, à Souain. Opéré le 28 septembre 1915. Amputation du pied droit.

Entré le 27 septembre 1915. Évacué guéri.

H. (J.). Salle A. 1ᵉʳ bataillon chasseurs à pied.

Blessé, le 24 mai 1915, à Craonne. Opéré le 29 décembre 1915. Durée de l'opération : 25 minutes. Amputation du pied droit.

Entré le 10 juillet 1915.

V. Amputation de doigts du 25 août 1914 au 1ᵉʳ décembre 1915.

D. (J.). Salle E. 291ᵉ d'infanterie.

Blessé, le 17 décembre 1914, à Suippes. Opéré le 1ᵉʳ octobre 1914. Durée de l'opération : 15 minutes. Amputation du médius de la main gauche.

Entré à l'hôpital le 20 septembre 1914. Évacué le 5 janvier 1915. Guéri.

Le D. (G.). Salle B. 71° d'infanterie.

Blessé, le 12 mai 1915, près Arras. Opéré le 20 mai 1915. Amputation index-médius de la main gauche. Durée de l'opération : 20 minutes.

Entré le 15 mai 1915. Moignons guéris.

P. (F.). Salle G. 160° d'infanterie.

Blessé, le 23 mai 1915, à Neuville-Saint-Vaast. Opéré le 19 juin 1915. Amputation index droit. Durée de l'opération : 8 minutes.

Entré le 26 mai 1915. Évacué le 2 août 1915. Guéri.

T. (P.), caporal. Salle F. 150° d'infanterie.

Blessé, le 25 septembre 1915, à Saint-Hilaire. Opéré le 6 octobre 1915. Durée de l'opération : 7 minutes.

Entré le 4 octobre 1915. Évacué le 29 novembre 1915. Guéri.

Le M. (J.). Salle D. 161° d'infanterie.

Blessé, le 25 septembre 1915, à Saint-Hilaire. Opéré le 6 octobre 1915. Amputation index gauche. Durée de l'opération : 6 minutes.

Entré le 28 septembre 1915. Évacué le 22 novembre 1915. Guéri.

VI. Ostéosynthèses.

O. (J. d'), sergent. Salle G. 89° d'infanterie.

Blessé, le 30 août 1914, à Bugency. Opéré le 1er octobre 1914. Ostéosynthèse de l'humérus gauche. Durée de l'opération : 35 minutes.

Entré le 3 septembre 1914. Évacué le 15 décembre 1914.

A. (F.). Salle D. 10e dragons.

Blessé, le 14 octobre 1914, à Neuville. Opéré le 5 janvier 1915. Ostéosynthèse de l'avant-bras gauche radius. Durée de l'opération : 35 minutes.

Entré le 15 novembre 1914. Évacué le 5 mai 1915. Guéri.

VII. **Réduction de luxations.**

R. A. Salle D. 9e d'artillerie.

Blessé le 21 août 1914. Opéré le 5 septembre 1914. Réduction de luxation sous chloroforme de l'articulation de l'épaule droite. Durée de l'opération : 4 minutes.

Entré le 26 août 1914. Évacué le 25 novembre 1914. Guéri.

VIII. **Régularisation de moignons.**

M. (A.).

Quatrième opération, 28 novembre 1914. Régularisation du moignon cuisse droite.

T. (É.). 1er bataillon d'Afrique.

Régularisation du fémur gauche. Opération 22 avril 1915. Blessé, le 15 janvier 1915, à Écurie.
Évacué le 10 juin 1915.

F. (P.). Salle A. 174e d'infanterie.

Blessé, le 16 mai 1915, à Mesnil-les-Hurlus. Bras gauche emporté par un obus au tiers supérieur. Régularisation du moignon. Opéré le 26 juin 1915.
Entré le 12 avril 1915. Évacué le 12 juillet 1915.

L. (J.). Salle A. 209e d'infanterie.

Blessé, le 17 septembre 1914, à Suippes, par un éclat d'obus Opéré le 22 avril 1915. Régularisation du fémur droit. Durée de l'opération : 30 minutes.

XI. **Trépanation.**

B. (L.). Salle G. 8e bataillon chasseurs.

Blessé, le 25 septembre 1915, à Saint-Hilaire, par un éclat d'obus,

Opéré le 12 novembre 1915. Trépané dans la région pariétale droite. Extraction d'une esquille.

Entré le 11 novembre 1915. Est encore en traitement à l'Hôpital.

X. Thoracenthèses.

M. (E.). Salle G. 66e bataillon chasseurs.

Blessé, le 10 octobre, à Beuvraignes. Opéré le 26 octobre 1914. Durée de l'opération : 11 minutes.

Entré le 17 octobre 1914.

D. (J.). Salle E. 64e bataillon chasseurs.

Blessé, le 11 mai 1915, à Carency. Opéré le 20 mai 1915. Durée de l'opération : 12 minutes.

Entré le 18 mai 1915. Décédé le 26 mai 1915.

XI. Empyème.

L. (E.), sergent. Salle B. 243e d'infanterie.

Blessé, le 10 juin 1914, à Ébuterne. Opéré le 3 juillet 1915. On retire 110 grammes de liquide hématique.

Entré le 25 juin 1915. Évacué le 6 octobre 1915.

XII. Ablation d'un ganglion sous-maxillaire droit consécutif à un épithélioma de la lèvre inférieure, opéré, en juin 1914, par le professeur Reverdin, de Genève.

P. Salle J. 7e escadron cavalerie légère.

Opéré le 18 septembre 1915. Durée de l'anesthésie : 33 minutes. Durée de l'opération : 25 minutes. La glande est libérée jusqu'au muscle mylo-hyoïdien qui est adhérent et dont les fibres adhérentes sont sectionnées au bistouri. Section et ligature de la faciale. Examen microscopique indiquant la propagation.

Entré le 30 août 1915. Encore en traitement.

XIII. Ablation de deux kystes.

B., infirmier. 18ᵉ section. Hôpital nᵒ 20. Salle A.

Kyste synovial à la racine du pouce gauche. Opéré le 3 juillet 1915. Durée de l'opération : 7 minntes.

L. (L.). Salle D. 188ᵉ d'infanterie.

Kyste sébacé dans la région latérale gauche du cou niveau de l'angle maxillaire inférieur. Durée de l'opération : 14 minutes.

Entré le 24 août 1915. Évacué le 23 septembre 1915.

XIV. Sutures et libération des nerfs.

C. (M.). Salle B. 37ᵉ d'infanterie.

Blessé, le 20 août 1914, bataille de la Marne. Plaies de l'avant-bras gauche par balle. Opéré le 18 septembre 1914. Suture du nerf cubital. Suture avec deux fils de soie nᵒ 0. Le nerf cubital était entouré d'une glande fibreuse, isolement du nerf, résection de la partie malade. Grande amélioration de la griffe cubitale.

Entré le 25 août 1914. Évacué le 30 novembre 1915.

G. (J.). Salle G. 3ᵉ bataillon d'instruction.

Blessé, le 14 août 1914, à Caucourt. Plaies du bras gauche par balle. Fracture de l'humérus avec paralysie radiale. Opéré le 15 octobre 1914. Nerf radial encerclé dans une sorte de tunnel osséiforme. Isolement. Les deux extrémités assez éloignées sont liées par un fil de soie dit fil d'avènement. Anesthésie à l'éther, puis au chloroforme. Durée de l'opération : 44 minutes.

Entré le 3 octobre 1914. Évacué le 9 janvier 1915. Pas d'amélioration.

G. (L.). Salle G. 7ᵉ génie.

Blessé, le 14 août 1914, à Caucourt. Plaie par balle traversant le bras gauche. Opéré le 15 octobre 1914. Nerf radial pris dans un bloc ostéo-fibreux. Isolement du nerf. Les deux extrémités de ce nerf sont réunies par un tissu fibreux et une esquille. On fait sauter le pont osseux sur une longueur de 0ᵐ03 environ, puis le nerf est avivé et suturé par trois points de fil de soie n° 1. Affrontement réussi. Suture solide. Anesthésie de 40 minutes. Durée de l'opération : 32 minutes.

Entré le 3 octobre 1914. Évacué, le 9 janvier, avec grande amélioration.

V. (C.). Salle H. 125ᵉ d'infanterie.

Blessé, le 14 septembre 1914, à la Marne. Plaie en séton par balle au bras droit, sans fracture. Opéré le 15 octobre 1914. Le nerf est inclus dans un noyau de myosite sur une étendue de 7 à 8 centimètres. Ce nerf est atteint à certains points de sclérose et n'a pas de solution de continuité. Libération du nerf radial.

Entré le 10 octobre 1914. Évacué en janvier avec grande amélioration.

B. (H.). Salle B. 57⁰ d'infanterie.

Blessé, le 18 septembre 1914, à La-Ville-au-Bois. Plaie bras droit par éclat d'obus, paralysie radiale. Opéré le 24 octobre 1914. Le nerf radial est libéré sur une grande étendue n'ayant pas de solution de continuité, nerf relié par un tissu scléreux. On pratique l'inclusion du nerf dans le muscle triceps. Durée de l'opération : 35 minutes.

Entré le 13 octobre 1914. Évacué le 9 janvier 1915.

D. (R.). Salle G. 88ᵉ d'infanterie.

Blessé, le 16 février 1915, à Perthes. Plusieurs petites plaies au bras gauche. Extraction d'un corps étranger. Paralysie radiale. Opéré le 6 mai 1915. Le nerf radial est inclus dans un amas de tissus lardacés et reposant sur un éclat de balle qui est enlevé. Durée de l'opération : 21 minutes; de l'anesthésie : 35.

Entré le 18 février 1915. Évacué, le 29 juin 1915, sur l'Hôpital du Grand-Lycée sans aucune amélioration.

L. (J.), lieutenant. Salle C. 123⁰ d'infanterie.

Blessé, le 7 septembre 1914, à Monceau-les-Provins. Opéré le

6 novembre 1914. Suture du nerf sciatique. Le nerf sciatique est trouvé englobé dans un noyau de myosite scléreuse. On l'isole ainsi que le sciatique poplité interne également englobé dans le noyau. Perte de substance. Le moignon du nerf est avivé. Libération du nerf sciatique. Durée de l'opération : 57 minutes; de l'anesthésie : 75 minutes.

Entré le 4 novembre 1914. Évacué le 8 mars 1915. Guérison presque complète après un traitement électrique, des massages et une saison à Barèges.

F., lieutenant. Salle C. 60e d'infanterie.

Blessé, le 6 septembre 1914, à Acy. Fracture de l'omoplate par balle. Opéré le 30 mars 1915. Paralysie du plexus brachial portant sur le médian, cubital et radial. Ablation de la poche anévrysmale. Ligature du plexus brachial gauche. Libération du plexus brachial gauche. Durée de l'opération : 1 h. 18; de l'anesthésie : 1 h. 25.

Entré le 4 décembre 1914. Évacué le 4 juillet 1915. Massages, électricité, saison à Bagnères-de-Bigorre. Grande amélioration.

B. (J.). Salle G. 3e zouaves.

Blessé, le 12 novembre 1914, à Tracy-le-Val. Vaste plaie face antéro-interne bras droit par balle. Opéré le 30 mars 1915. Paralysie cubitale, section complète du nerf qui est englobé dans un tissu scléreux. Isolement du nerf. Durée de l'opération : 60 minutes; de l'anesthésie : 65 minutes. Amélioration.

E. (J.). Salle G. 96e d'infanterie.

Blessé, le 18 mars 1915, à Beauséjour. Plaie infectée par laquelle s'écoule du pus et du gaz lorsqu'on presse latéralement sur le bras. Fracture compliquée de l'humérus et paralysie radiale. Opéré le 3 juillet 1915. Le nerf radial est englobé dans une sorte de fibrome à tissu lardacé très dur et de myosite scléreux. Libération du nerf sur une étendue de 6 à 7 centimètres. Ligature de l'artère humérale sectionnée pendant la libération. Durée de l'opération : 35 minutes; de l'anesthésie; 43 minutes.

Entré le 23 mars 1915. Encore en traitement.

XV. Suture tendineuse.

C. (H.). Salle J. 1er bataillon de chasseurs à pied.

Blessé, le 25 mai 1915, à Calonne. Plaies par éclats d'obus pouce gauche au niveau de la phalange. Section des tendons et des filets nerveux superficiels. Opéré le 5 juin 1915. Suture des tendons extenseurs et fléchisseurs du pouce droit. Durée de l'opération : 15 minutes.

Entré le 28 mai 1915. Évacué le 30 août 1915, en bonne voie de guérison.

XVI. Ablation de ganglions bacillaires.

C. (P.). Salle B. 15e d'infanterie.

Blessé, le 8 mars 1915, à Perthes-les-Hurlus, par balle de fusil. Hospitalisé à l'Hôpital n° 22, à Bordeaux, du 12 mars 1915 au 15 juin.

Puis entré à l'Hôpital 50, à la Sauve (Gironde). Envoyé à l'Hôpital de Lorette le 10 juillet 1915. Adénite tuberculeuse de la région cervicale et de la région parotidienne. Opéré le 5 août 1915. Ablation de nombreux ganglions tuberculeux. Évacué en bonne voie de guérison sur l'Hôpital de Cap-Breton le 1er septembre 1915.

XVII. Ligatures de vaisseaux.

T. (R.). Salle B. 7e d'infanterie.

Blessé, le 1er septembre 1914, à Somme-Py, par balles : 1° plaie contuse tiers supérieur face antéro-interne bras droit ; 2° plaie contuse région scapulaire droite. Opéré le 30 septembre 1914. Ligature de l'artère axillaire. Ce blessé avait été envoyé à l'Hôpital n° 27, rue Léyteire, où il eut deux hémorragies secondaires dans l'espace de vingt-cinq jours. Évacué sur l'Hôpital de Lorette par le docteur Davezac, fut pris, le lendemain de son arrivée, d'une hémorragie artérielle d'une extrême violence. Le médecin qui était près de lui pratiqua la compression indirecte. M. le professeur Guyot, qui était à l'Hôpital, fit aussitôt monter le blessé à la salle d'opération et fit la ligature de l'artère axillaire. Suture. Drainage. Anesthésie sous chloroforme. Durée : 53 minutes.

Entré le 29 septembre 1914. Évacué sur l'Hôpital n° 27, rue Leyteire, le 28 octobre 1914.

F. (C.), lieutenant. Salle C 60° d'infanterie.

Blessé, le 6 septembre 1914, à Arcy-en-Mutin, par balle de fusil : 1° plaie contuse (orifice d'entrée) située sous la clavicule gauche; 2° plaie contuse (orifice de sortie) niveau de l'omoplate gauche. Lésion pulmonaire, légère hémoptysie le jour de la blessure. Opéré le 30 mars 1915. Ablation d'un anévrisme de l'artère axillaire. Libération du plexus brachial englobé dans la tumeur anévrismale. Isolement de la veine axillaire qui est accolée aussi dans la poche. Ligature de l'artère sous la clavicule. Plusieurs ligatures latérales à la veine axillaire dont le calibre est pourtant respecté. Drainage de la plaie du haut en bas. Anesthésie sous chloroforme. Durée de l'opération : 1 h. 18.

G. (E.), aide-major. Salle 5. 355° d'infanterie.

Blessé, le 28 septembre 1915, à Souain, par éclat d'obus. Plaie en séton face antéro-interne tiers moyen cuisse gauche. Hémorragie primaire au moment de la blessure. Évacué, le 30 septembre, sur l'Hôpital de Lorette. Pas d'hémorragie secondaire. Malade immobilisé au lit. Opéré le 6 octobre 1915. Excision du foyer (section du pont qui réunit les deux orifices). La saphène interne est sectionnée et thrombosée. Elle est réséquée un peu plus haut et liée. Suture. Drainage. Anesthésie au chloroforme. Durée de l'opération : 10 minutes.

L. (G.). Salle A. 71° d'infanterie.

Blessé, le 12 mai 1915, à Chanteclaie, par éclat d'obus. Plaies contuses et sphacélées cuisse droite : 1° plaie face postérieure cuisse droite (même plan que le pli fessier); phlegmon de la cuisse ; 2° plaie niveau partie moyenne de la cuisse face externe ; 3° petite plaie face interne partie moyenne même cuisse ; 4° petite plaie tiers inférieur face interne même cuisse un peu au-dessus du genou ; 5° section complète de l'index et du médius main gauche au niveau de la partie supérieure de la phalangine. Écrasement des os et des tissus. Deux hémorragies secondaires au niveau de la plaie face postéro-interne cuisse droite ; hémostase facile, rapide, par compression directe. Troisième hémorragie dans la nuit du 27 au 28 mai 1915.

L'hémostase n'est possible qu'au moyen de la bande Douzet. Opéré d'urgence. Ligature de la fémorale dans le triangle de Scarpa. Anesthésie au chloroforme. Durée de l'opération : 23 minutes.

XVIII. Appendicectomies pratiquées à l'Hôpital de Lorette du 25 août 1914 au 1er décembre 1915.

F. (F.). Salle D. 96 d'infanterie.

Malade le 2 août 1914 (première crise appendiculaire). Opéré le 18 septembre 1914. Appendicite. Anesthésie à l'éther : 25 minutes. Entré le 25 août 1914. Évacué le 31 octobre 1914. Guéri.

Z. (X.), sergent. Salle G. 4ᵉ zouaves.

Première crise appendiculaire le 27 octobre 1914. Opéré le 14 novembre 1914. Appendicite. Anesthésie au chloroforme : 25 minutes. Entré le 5 novembre 1915. Évacué le 4 janvier 1915. Guéri.

G. (P.), caporal. Salle B. 118ᵉ d'infanterie.

Première crise appendiculaire le 15 février 1915. Opéré le 10 avril 1915. Appendicite. Anesthésie au chloroforme et somnoforme. Durée : 35 minutes. Entré le 7 décembre 1914. Évacué le 14 mai 1915. Guéri (Voir *Curettages*).

C. (J.). Salle G. 8ᵉ d'infanterie.

Première crise appendiculaire le 25 décembre 1914. Opéré le 15 avril 1915. Appendicite. Anesthésie au chloroforme. Durée : 30 minutes. Entré le 12 avril 1915. Évacué le 11 juin 1915. Guéri.

B. (A.). Salle J. 1er génie.

Première crise appendiculaire à l'Hôpital de Talence. Opéré le

19 juin 1915. Appendicite. Anesthésie au chloroforme. Durée 30 minutes.

Entré le 14 juin 1915. Évacué le 27 juillet 1915. Guéri.

D. (E.), caporal. Salle G. 130e d'infanterie.

Blessé, le 26 septembre, à Auberive. Entré à l'hôpital atteint d'appendicite chronique. Opéré le 26 novembre 1915. Anesthésie au chloroforme. Durée : 28 minutes,

Entré le 28 septembre 1915. Est encore en traitement.

XIX. Hernies.

B. (L.). Salle E. 90e d'infanterie.

Blessé, le 7 novembre, à Bessinghem (Belgique). Contusion de la région inguinale gauche. Opéré le 6 mars 1915. Double hernie inguinale. Cure radicale. Durée de l'opération : 52 minutes.

Entré le 26 février 1915. Évacué le 14 mai 1915. Guéri.

C. (A.). Salle A. 18e escadron du train.

Entré à l'hôpital atteint d'une double hernie inguinale plus accentuée à droite. Opéré le 30 mars 1915. Cure radicale. Durée de l'opération : 40 minutes.

Entré le 18 mars 1915. Évacué le 20 mai 1915. Guéri.

B. (L.). Salle A. 3e escadron du train.

Chute de cheval, les premiers jours de mars 1915, à Vanthouse (Belgique), ayant déterminé une double hernie. Opéré le 6 mai 1915. Anesthésie au chloroforme. Cure radicale. Durée de l'opération : 54 minutes.

Entré le 30 avril 1915. Évacué le 11 juin 1915. Guéri.

S. (M.). Salle B. 322e d'infanterie.

Reconnu malade, à Saint-Jean-sur-Tourbe, au début d'avril 1915. Hernie inguinale droite. Opéré le 6 mai 1915. Cure radicale. Durée de l'opération : 28 minutes. Anesthésie au chloroforme.

Entré le 30 avril 1915. Évacué le 11 juin 1915. Guéri.

P. (A.). Salle G. 27ᵉ bataillon chasseurs à pied.

Blessé, le 10 mai 1915, à Notre-Dame-de-Lorette. Le 8 juin 1915, M. le professeur Guyot reconnaît que le blessé est atteint d'une hernie congénitale droite. Opéré le 11 juin 1915. Cure radicale. Anesthésie au chloroforme. Durée : 36 minutes.

Entré le 16 mai 1915. Évacué le 29 juillet 1915. Guéri.

P. (F.), caporal. Salle B. 161ᵉ d'infanterie.

Blessé, le 26 septembre 1915, à Saint-Hilaire. Le blessé est atteint d'une double hernie inguinale. Opéré le 13 novembre 1915. Cure radicale. Durée : 25 minutes.

Entré le 28 septembre 1915.

XX. Éventrat

G. (J.). Salle B. 108ᵉ d'infanterie.

Reconnu malade le 11 avril 1915. Diagnostic : éventration. Opéré le 15 mai 1915. Éventration. Anesthésie chloroforme : 40 minutes.

Entré le 30 avril 1915. Évacué le 29 juin 1915. Guéri.

XXI. Hydrocèles.

B. (J.). Salle G. 139ᵉ d'infanterie.

Reconnu malade le 28 novembre 1915. Hydrocèle vaginale. Opéré le 22 mai 1915. Anesthésie au chloroforme. Durée de l'opération : 20 minutes.

Entré le 11 mai 1915. Évacué le 26 juin 1915. Guéri.

A. (F). Salle G. 10ᵉ d'artillerie.

Atteint d'une hydrocèle vaginale. Premiers symptômes, à Toulon, le 10 mars 1915. Opéré le 18 septembre 1915. Anesthésie au chloroforme. Durée : 15 minutes.

Entré le 11 septembre 1915. Évacué le 12 novembre 1915. Guéri.

XXII. Fistule interne borgne.

B. (C.), aide-major de 2ᵉ classe. Salle C. 57ᵉ d'artillerie.

Atteint de phlegmon à la fosse ischio-rectale. A subi une première opération à Carency. Est opéré par le docteur Guyot le 13 août. Cure radicale de la fistule. Anesthésie au chloroforme : 12 minutes.

Entré le 24 mai 1915. Évacué le 20 novembre. Guéri.

XXIII. Fissure anale. Hémorroïdes internes.

C. (A.), infirmier. Salle A. 18ᵉ section.

Opéré le 8 novembre 1915. Dilatation. Cautérisation. Anesthésie chloroforme. Durée : 6 minutes.

Entré le 2 novembre 1915. Évacué le 11 décembre 1915. Guéri.

XXIV. Greffes épidermiques.

G. (C.). Salle E. 21ᵉ chasseurs à pied.

Blessé, le 9 octobre 1914, près Arras, par éclat d'obus cuisse gauche. Très large plaie face postéro-interne avec perte de substance; les masses musculaires sont à découvert. Plaie avec exérèse, sans infection actuelle, nécessitant greffe (greffe épidermique de Reverdin). Opéré le 6 novembre 1914. Anesthésie au chloroforme. Durée : 11 minutes. La plaie suppure. La greffe ne réussit pas.

Entré le 26 octobre 1914. Évacué le 1ᵉʳ septembre 1916. Guéri.

B. (H.). Salle B. 60ᵉ d'infanterie.

Blessé, le 12 novembre 1914, à Vic-sur-Aisne. Plaie du bras droit. Phlegmon diffus de tout le membre supérieur droit. Incision sur la face antérieure du bras, de l'avant-bras et de la face dorsale de la main. Perte de tout le tissu cellulaire sous-cutané, qui tombe en lambeaux par le sphacèle. Après guérison du phlegmon, greffe épidermique de Reverdin, pratiquée le 17 février 1915. Prélèvement, sur la face antérieure cuisse gauche, d'une vingtaine de greffons.

A l'exception de trois ou quatre ilôts, tous ces greffons réussissent.
Entré le 15 novembre 1914. Évacué le 14 mai 1915.

B. (G.). Salle G. 53e d'infanterie.

Blessé, le 3 avril 1915, à Perthes. Plaie très infectée de l'avant-bras gauche. Fracture du cubitus, contact nocif du nerf cubital. Phénomènes phlegmoneux du membre, œdème prononcé, grand décollement des tissus. Greffe épidermique le 8 mai 1915. Onze greffons prélevés sur la face antérieure cuisse droite.
Entré le 7 avril 1915. Évacué le 4 juillet 1915.

P. (R.). Salle G. 39e d'infanterie.

Blessé, le 29 mai 1915, à Neuville-Saint-Vaast. Vaste plaie avec perte de substance (peau et face supérieure du muscle) à la face antérieure de la cuisse droite, partie moyenne. Greffe épidermique de la plaie de la cuisse droite, le 3 juillet 1915. Trois greffons prélevés sur la cuisse gauche. Vers le 10 juillet, une grande partie des greffons sont éliminés, suppuration abondante, odeur nauséabonde. Six à sept greffons subsistent. Le 27 octobre, cicatrisation complète.
Entré le 3 juin 1915. Évacué le 8 novembre 1915.

XXV. Cheiloplastie.

D. (A.). Salle A. 321° d'infanterie.

Blessé, le 12 novembre 1914, à Fontenoy (Voir *Extractions de corps étrangers*). Opéré le 5 janvier 1915. Un lambeau triangulaire à sommet supérieur est sectionné à la partie inférieure de la plaie, fixé des deux côtés de la plaie par des crins séparés. Points de suture sur la muqueuse. Anesthésie au chloroforme. Durée : 15 minutes.

XXVI. Suture labiale.

D. (A.). Salle A. 321° d'infanterie.

La muqueuse labiale ne présentant aucune résistance, la peau est suturée au crin par des points séparés à une assez grande distance de la plaie. Anesthésie au chloroforme. Durée : 15 minutes.

XXVII. Infections des plaies. Un seul cas de tétanos par rétention d'urine

O. (J.). Salle A. 2° zouaves.

Blessé, le 16 septembre 1914, à Verses. Plaie contuse non enflammée de la partie postéro-interne de la région de la hanche droite un peu en avant du passage du sciatique. Insensibilité de la jambe droite. Vers 10 heures du soir, environ six heures après son arrivée, le blessé est pris de douleurs très vives dans la région de la vessie ainsi que dans les deux membres inférieurs. Rétention d'urine. Cathétérisme de la vessie. Piqûre antitétanique. La température évolue entre 37,5 et 38,6. Les douleurs vont en s'exacerbant toute la journée du 20 septembre, mais le malade ne présente aucune contracture des maxillaires ni trimus. La contracture du sphincter vésical persiste. On pratique, dans la matinée du 20, une seconde injection antitétanique. Le 21 septembre, diarrhée sanguinolente. Crise de contractures du côté du membre inférieur gauche, plus légères à droite intéressant la paroi abdominale et survenant assez fréquemment. Le diagnostic du tétanos ayant été établi par M. le professeur Guyot, ce blessé est évacué le 27 septembre à midi, dans le service des tétaniques, à Pellegrin, où il meurt quarante-huit heures après.

Entré le 19 septembre 1914. Évacué sur Pellegrin le 21 septembre 1914. Décédé le 23 septembre 1914.

XXVIII. Deux érysipèles.

B. (E.) Salle A. 7° zouaves.

Blessé, le 20 janvier 1915, à Bolhincourt. Plaie par balle, vaste et sphacélée à la partie inférieure du bras droit. Arrachement du bras, tous les tissus sont profondément atteints sauf dans la région du paquet vasculo-nerveux. Deux atteintes d'érysipèle : une le 2 mars 1915, la seconde le 19 mars avec forte fièvre.

Entré le 6 février 1915. Évacué le 11 septembre 1915.

S. (F.), sergent. Salle G. 53ᵉ d'infanterie.

Blessé, le 1ᵉʳ avril 1915, à Beauséjour. Large plaie de la face à droite à bords irréguliers déchiquetés. Suppuration et inflammation de toute la région, fracture de la mâchoire. Le 14 avril, température 40,5. Le 1ᵉʳ mai, seconde atteinte. Le malade est de nouveau isolé. Le 14 mai, amélioration définitive.

Entré le 10 avril 1915. Évacué le 28 mai 1915.

XXIX. Gangrènes gazeuses.

V. (R.).

Blessé, le 15 septembre 1914, près de Châlons, par balle. Plaie contuse partie supérieure face externe jambe gauche au niveau de la tête du péroné. A l'arrivée à l'Hôpital n° 20, ce blessé présentait de la gangrène gazeuse au niveau de la plaie de la jambe gauche. Température 40°. Disparition du gaz et amélioration rapide après une grande incision pratiquée sur la partie interne de la jambe gauche, suivie d'un large écoulement de pus gazeux et très fétide.

F. (J.). Salle C. 7ᵉ d'infanterie.

Blessé à Suippes, le 1ᵉʳ septembre 1914, par balle. Fracture compliquée et comminutive de la jambe droite. Pus gazeux et fétide très abondant. Gangrène gazeuse. Température 40".

P. (J.). Salle G.

Blessé, le 16 septembre 1914, à Prunel. Fracture compliquée et comminutive de la cuisse droite tiers inférieur. Infection profonde, suppuration abondante et gazeuse. Vomissements incoercibles, selles fétides et fréquentes. Température 39,5. Pouls 125. Diagnostic : gangrène gazeuse.

XXX. Appareils plâtrés.

P. (J.). Salle E. 48ᵉ d'infanterie.

Blessé, le 16 septembre 1914, à Prunet, par éclat d'obus. Fracture compliquée et comminutive de la cuisse droite tiers inférieur. Mise en place d'un appareil plâtré le 24 octobre 1914. L'appareil comprenant le pied, la jambe et la cuisse droite Ouverture située sur la partie externe de la cuisse droite tiers inférieur pour faciliter les pansements. L'appareil est enlevé le 9 décembre 1914. Cal très solide.

J. (J.). Salle B. 7ᵈ d'infanterie.

Blessé, le 2 septembre 1914, près de Somme-Py, par balle. Fracture ouverte du radius au tiers inférieur de l'avant-bras droit. Mise en place, le 26 novembre 1914, d'un appareil plâtré comprenant la moitié inférieure du bras, de l'avant-bras droit et de la main. L'appareil est enlevé, le 10 décembre 1914, après consolidation.

S. (A.). Salle G. 281ᵉ d'infanterie.

Blessé, le 20 octobre 1914, à Vermelle, près Arras, par un éclat d'obus à la jambe gauche. Pied en varus-équin. Redressement du pied sous le chloroforme et mise en place d'un appareil plâtré. Le 5 janvier, l'appareil est enlevé et le pied retombe en varus-équin.

A. (F.). Salle D. 10ᵉ dragons.

Blessé, le 14 octobre 1914, à Neufberquin, par éclat d'obus. Fracture de l'avant-bras gauche avec perte de substance osseuse. Mise en place d'un appareil plâtré le 30 janvier 1915. L'appareil, comprenant l'avant-bras et la main, est retiré le 15 avril 1915.

S. (J.). Salle A. 42ᵉ d'infanterie.

Blessé, le 25 septembre 1914, à Vic-sur-Aisne, par balle de fusil, au mollet droit. Contracture des muscles fléchisseurs de la jambe et de la cuisse droites, d'où attitude vicieuse et genou à angle droit. Redressement sous chloroforme et mise en place d'un appareil plâtré le 30 janvier 1915. L'appareil est enlevé le 24 février 1915. Le membre à repris une attitude normale.

C. (E.). Salle C. 224ᵉ d'infanterie.

Blessé, le 17 décembre 1914, à Marmetz, par une balle de fusil. Fracture comminutive ouverte du cubitus. Plaies suppurées. Orifice d'entrée sur la partie externe et orifice de sortie face interne. Le

30 mars 1915, réduction de la fracture. Le bras est mis dans un appareil plâtré qui présente des ouvertures au niveau des plaies pour permettre les pansements quotidiens. L'appareil est retiré le 7 mai 1915. Consolidation de la fracture. Ankylose de l'articulation.

B. (A.). Salle A. 7e zouaves.

Blessé, le 20 janvier 1915, à Roclincourt, par une balle de fusil au tiers inférieur et externe du bras droit. Fracture comminutive ouverte de l'humérus. L'os est broyé sur une longueur de plusieurs centimètres. Le bras est excessivement tuméfié. Le 15 avril, le bras est mis dans un appareil plâtré présentant une ouverture au niveau de la plaie. Le 15 mai, l'enflure et la tuméfaction sont telles que M. le Dr Guyot décide d'enlever l'appareil qui est remplacé par un autre. Ce dernier est enlevé, le 26 juin, après consolidation de la fracture.

E. (J.). Salle G. 96e d'infanterie.

Blessé, à Beauséjour, le 18 mars 1915, par une balle de fusil. Fracture compliquée de l'humérus en plusieurs fragments au niveau du tiers inférieur. Plaies très infectées, crépitation gazeuse. Le 15 avril, mise en place d'un appareil plâtré prenant le bras et l'avant-bras gauche. Une ouverture est ménagée au niveau de la plaie. Le 15 mai, l'appareil est enlevé, après consolidation de la fracture.

C. (L.). Salle G. 41e d'infanterie.

Blessé, le 10 mai 1915, à Chanteclaie, par balle de fusil à la face antérieure du bras droit tiers supérieur. Fracture comminutive et ouverte de l'humérus droit tiers supérieur avec de nombreuses esquilles. Plaies sphacélées. Le 28 mai, mise en place d'un appareil plâtré prenant le bras et l'avant-bras droits; une ouverture est ménagée au niveau de la plaie. Le 2 juillet, l'appareil est enlevé après consolidation de la fracture.

I. (Y.). Salle G. 48e d'infanterie.

Blessé à Chanteclaie, le 11 mai 1915, par un éclat d'obus à la face antéro-externe du bras droit, niveau du tiers supérieur. Plaies suppurées. Fracture de l'humérus à son tiers moyen. Le 26 juin, mise en place d'un appareil plâtré prenant le bras et l'avant-bras droits; une ouverture est ménagée au niveau de la plaie. Le 23 juillet, l'appareil est enlevé après consolidation de la fracture.

M. (A.). Salle A. Tirailleurs marocains.

Blessé, le 2 mai 1910, à Notre Dame-de-Lorette, par balle à la partie supérieure du bras gauche. Fracture de l'extrémité supérieure de l'humérus au niveau du col chirurgical. Le 5 juin, mise en place d'un appareil plâtré ayant une ouverture au niveau de la plaie. L'appareil est enlevé le 9 juillet après consolidation de la fracture.

D. (L.). Salle D. 28ᵉ d'infanterie.

Blessé, le 31 mai 1915, à la Tuilerie, après une chute dans un boyau. Il est évacué sur l'Hôpital de Lorette, muni d'un appareil plâtré. La radiographie révèle une fracture du tibia à l'union du tiers inférieur et du tiers moyen et une fracture du péroné à son tiers supérieur. Le premier appareil plâtré ne mettant pas la jambe en extension suffisante, on y substitue un second appareil le 19 juin. Il est enlevé le 19 juillet après consolidation de la fracture.

D. (B.). Salle G. 124ᵉ d'infanterie.

Blessé, à Notre-Dame-de-Lorette, le 29 mai 1915. Plaie pénétrante par éclat d'obus à la hanche droite. Fracture parcellaire au niveau du bord antérieur iliaque droit. Plaie très infectée. Il entre, le 26 juillet, à l'Hôpital de Lorette. Le 13 août, après une large incision, par laquelle M. le Dr Guyot pratique le drainage de l'articulation, un curettage de l'os est fait et on fait au malade un appareil plâtré de la plante du pied aux aisselles avec une ouverture qui est ménagée au niveau de la plaie. Le 6 septembre, une ouverture est faite au plâtre au niveau des reins, où l'on trouve une légère mâchure d'une vertèbre. Le 18 septembre, le Dr Guyot consolide le plâtre. Le 16 octobre, l'appareil est retiré après consolidation par ankylose de l'articulation.

E. (F.), sapeur. 2ᵉ génie.

Blessé, le 18 mai 1915, à Augien-Plaies, par éclat d'obus au pied, à la jambe et à la cuisse gauche. Après extraction des corps étrangers et guérison des plaies chirurgicales, le membre inférieur gauche étant tout entier dans une mauvaise attitude, le Dr Guyot applique un appareil plâtré, le 13 août, qui prend le malade de la plante du pied aux aisselles avec une ouverture au niveau du grand trochanter gauche, permettant les pansements journaliers de la plaie. Le 26 août, un appareil d'extension est installé. Le 7 septembre, le blessé se plaignant de douleurs dans le dos, on pratique à l'appareil une large ouverture. Le 16 octobre, l'appareil est enlevé, la fracture étant consolidée avec ankylose de l'articulation.

B. (R.). Salle J. 22e colonial.

Blessé, le 17 février 1915, à Beauséjour, par un éclat d'obus au-dessus de la malléole interne du pied gauche. Plaies suppurées. Ostéite de la malléole interne et du calcanéum gauche. Mise en place d'un appareil plâtré le 13 août. Des ouvertures sont ménagées au niveau des plaies et le malade est évacué sur l'Hôpital n° 23.

M. (L.). Salle A. 24° d'infanterie.

Blessé, le 25 mai 1915, à Notre-Dame-de-Lorette, par des éclats d'obus. Fracture de la partie inférieure du fémur droit au niveau des épicondyles externes. Enfoncement de la diaphyse fémorale dans l'épiphyse. Fracture intra-articulaire. Présence de nombreuses esquilles, plaies infectantes et suppurantes. Mise en place d'un appareil plâtré, avec ouverture au niveau des plaies comprenant le bassin, la cuisse, la jambe et le pied droit, le 3 septembre. Enlèvement de l'appareil le 3 octobre.

Le malade est en cours de traitement.

F. (H.). Salle D. 15° d'artillerie.

Blessé, le 15 juin 1915, à Hébutérac, dans un éboulement de la tranchée et tombé ployé en deux sur le sol. Contusion de la région lombaire paraissant intéresser la colonne vertébrale sans phénomènes du côté de la moelle épinière. Le 25 juin, le malade, qui avait été jusque-là soigné au Lycée d'Amiens, est évacué sur Bordeaux. Le docteur Guyot le fait étendre sur une planche jusqu'au 15 juillet.

Le malade va mieux ; il commence à se lever et à sortir. Le 15 août, il recommence à se courber et à souffrir. Le 3 septembre, après une radiographie démontrant une raréfaction de la 4e vertèbre lombaire, le malade est placé dans un corset plâtré jusqu'au 10 novembre. État amélioré.

Le malade est toujours en traitement.

H. (L.-A.). Salle J. 12e chasseurs à cheval.

Blessé, le 11 septembre 1915, à Competz, par un coup de pied de cheval au tiers inférieur de la jambe droite ayant déterminé une fracture fermée. Le 18 septembre, mise en place d'un appareil plâtré qui prend le tiers inférieur de la cuisse, la jambe et le pied. On l'évacue, le 24 septembre, sur l'Hôpital auxiliaire n° 23.

L. (H.). Salle C. 29e d'artillerie.

Blessé, le 22 septembre 1915, au Bois-Sabot, par sa pièce qui a éclaté. Fracture ouverte compliquée et comminutive de la jambe gauche à l'union du tiers moyen et du tiers inférieur. La jambe droite est placée, le 18 octobre, dans un appareil plâtré ; une ouverture est ménagée au niveau de la plaie. Le malade est encore dans l'appareil.

B. (L.). Salle E. 94e d'infanterie.

Blessé, le 7 septembre 1915, à Saint-Hilaire, par balle de shrapnell à l'avant-bras droit. Fracture comminutive du radius à son tiers supérieur. Nombreuses esquilles et petits corps étrangers. Le 6 octobre, mise en place d'un appareil plâtré prenant le bras et l'avant-bras droit. Une ouverture est ménagée au niveau des plaies. L'appareil est retiré, le 15 novembre 1915, après consolidation de la fracture. Légère raideur articulaire.

D. (E.). Salle E. 236e d'infanterie.

Blessé, le 31 mai 1915, à Neuville, par une grenade, à la partie antérieure et au tiers inférieur de la cuisse gauche. Œdème très considérable de tout le membre inférieur. Fracture du fémur à son tiers inférieur. Le blessé est immobilisé dans une gouttière et opéré le 10 juin. Le 26 juin, mise en place d'un appareil plâtré à anses métalliques, dit de Gourdet, prenant la jambe gauche depuis la cheville et enveloppant le bassin et le thorax jusqu'aux aisselles. Une ouverture, protégée par les anses métalliques, est ménagée au niveau de la plaie pour faciliter les pansements quotidiens. L'appareil est enlevé, le 12 août, après consolidation de la fracture,

L. (V.). Salle J. 130ᵉ d'infanterie.

Blessé, le 29 septembre 1915, à Saint-Hilaire, par une balle au niveau du poignet droit. Fracture ouverte comminutive du radius et du cubitus droits à leur tiers inférieur. Plaie très infectée, nombreuses esquilles. Le 14 octobre, mise en place d'un appareil plâtré à anses métalliques, dit de Gourdet, prenant le bras, l'avant-bras et la main. Une ouverture est ménagée au niveau de la main pour les pansements. Le blessé est encore dans l'appareil.

O. (G.). Salle E. 57ᵉ bataillon de chasseurs à pied.

Blessé, à Saint-Laurent de Blagny, le 21 octobre 1914, par un éclat d'obus. Fracture du fémur, du tibia et du péroné gauches (Voir *Appareils de Gourdet*). Le 3 septembre 1915, les plaies étant cicatrisées, le blessé est placé dans un appareil plâtré, dit appareil de marche et évacué sur l'Hôpital auxiliaire nº 23.

P. (L.). 150ᵉ d'infanterie.

Blessé, le 6 octobre 1915, près de Souain, par balle au bras gauche. Fracture de l'humérus à sa partie moyenne. Le 30 octobre, mise en place d'un appareil plâtré prenant le bras et l'avant-bras avec une ouverture au niveau de la plaie. Le blessé est encore dans l'appareil.

S. (S.). Salle D. 328ᵉ d'infanterie.

Blessé, le 31 octobre 1915, à Tahure, par deux balles de fusil. Fracture ouverte comminutive du cubital gauche à l'union du tiers moyen et du tiers inférieur. Le 25 novembre, mise en place d'un appareil plâtré, une ouverture est ménagée au niveau de la plaie. Le malade est encore dans l'appareil.

O (G.). Salle E. 57° bataillon de chasseurs à pied.

Blessé, à Saint-Laurent de Blagny, le 21 octobre 1914. Fracture comminutive et compliquée du fémur, du tibia et du péroné gauches (Voir *Appareils de Gourdet et appareils de marche*). Fracture comminutive et compliquée du fémur droit à son tiers inférieur. Plaie infectée. Mise en place, le 10 décembre, d'un appareil plâtré avec ouverture au niveau de la plaie, prenant la cuisse, la jambe et le pied. L'appareil est enlevé, le 22 janvier 1915, après consolidation de la fracture.

XXXI. Appareils à anses, dits de Gourdet.

O. (G.). Salle E. 57° bataillon de chasseurs à pied.

Blessé, le 21 octobre 1914, à Saint-Laurent de Blagny, par des éclats d'obus. Fracture comminutive et compliquée du fémur droit à son tiers inférieur. Fracture ouverte et comminutive du tibia gauche à l'union du tiers moyen et du tiers inférieur. Fracture simple du péroné gauche. Suppuration abondante des plaies qui sont très infectées. Mise en place, le 14 novembre 1914, d'un appareil plâtré à anses métalliques, dit de Gourdet, prenant le tiers inférieur de la cuisse, la jambe et le pied gauche. Une ouverture est ménagée au niveau des anses métalliques pour permettre les pansements quotidiens. Le 22 janvier, l'appareil est retiré; les fractures sont consolidées, mais la suppuration continue provoquée par de nombreuses esquilles.

L. (A.). Salle A. 298° d'infanterie.

Blessé, le 12 novembre 1914, au plateau de Vingré, par des éclats d'obus. Fracture ouverte et comminutive du radius droit avec plaies très infectées. Mise en place, le 10 décembre 1914, d'un appareil plâtré à anses métalliques, dit de Gourdet, avec une ouverture protégée par les anses métalliques et permettant les pansements. L'appareil est retiré le 25 février après consolidation de la fracture.

G. (M.), lieutenant. Salle C. 36° d'infanterie.

Blessé, le 30 mai 1915, à Neuville, par un éclat d'obus au tiers inférieur de la jambe droite. Vaste plaie à ce niveau, fracture du tibia et du péroné à leur tiers inférieur. Le 5 juin 1915, mise en place d'un appareil plâtré à anses métalliques, dit de Gourdet, avec une ouverture au niveau de la plaie protégée par les anses métalliques et permettant les pansements quotidiens. L'appareil est enlevé le 15 février, après consolidation de la fracture.

CONCLUSION

Le travail que nous venons d'exposer est un travail de statistiques et de documents.

Nous espérons toutefois que statistiques et documents seront de quelque utilité pour ceux qui auront la patience de les lire et de les consulter.

Nous espérons surtout qu'ils nous serviront à démontrer que la chirurgie de l'arrière, quoique parfois un peu tardive, n'est pas inférieure à celle de l'avant, quand elle est pratiquée dans les conditions que nous venons de décrire.

Vu bon a imprimer :
Le Président de la thèse,
Dr CASSAËT.

Vu : *Le Doyen,*
Dr C. SIGALAS.

Vu et permis d'imprimer :
Bordeaux, le 4 janvier 1916,
Le Recteur de l'Académie,
R. THAMIN

35.554. — Bordeaux, imprimerie Y. Cadoret, 17, rue Poquelin-Molière.

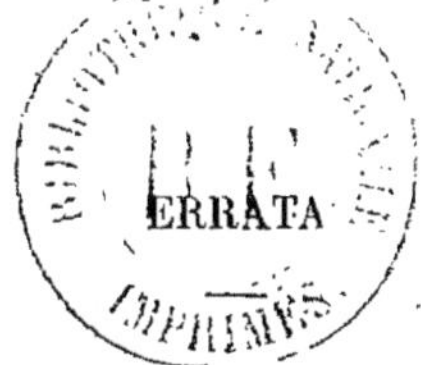

ERRATA

Page 32, ligne 10, *lire :* Craonnelle, *au lieu de :* Craouille.

Page 36, ligne 5, *lire :* Saint-Laurent-Blangy, *au lieu de :* Saint-Souvent-le-Blangy.

Page 41, ligne 27, *lire :* 4e tirailleurs algériens, *au lieu de :* 4e tirailleur algérien.

Page 50, ligne 5, *lire :* Blangy-les-Arras, *au lieu de :* Blangey-les-Arras.

Page 55, ligne 16, *lire :* Chanteclair, *au lieu de :* Chanteclaie.

Page 63, ligne 15, *lire :* Hébuterne, *au lieu de :* Ébuterne.

Page 68, ligne 26, *lire :* Chanteclair, *au lieu de :* Chanteclaie.

Page 73, ligne 21, *lire :* Fontenay, *au lieu de :* Fontenoy.

Page 77, lignes 22 et 30, *lire :* Chanteclair, *au lieu de :* Chanteclaie.

Page 79, ligne 28, *lire :* Hébuterne, *au lieu de :* Hébulérac.

Page 81, ligne 16, *lire :* Saint-Laurent-Blangy, *au lieu de :* Saint-Laurent de Blagny.

Page 82, lignes 2 et 12, *lire :* Saint-Laurent-Blangy, *au lieu de :* Saint-Laurent de Blagny.